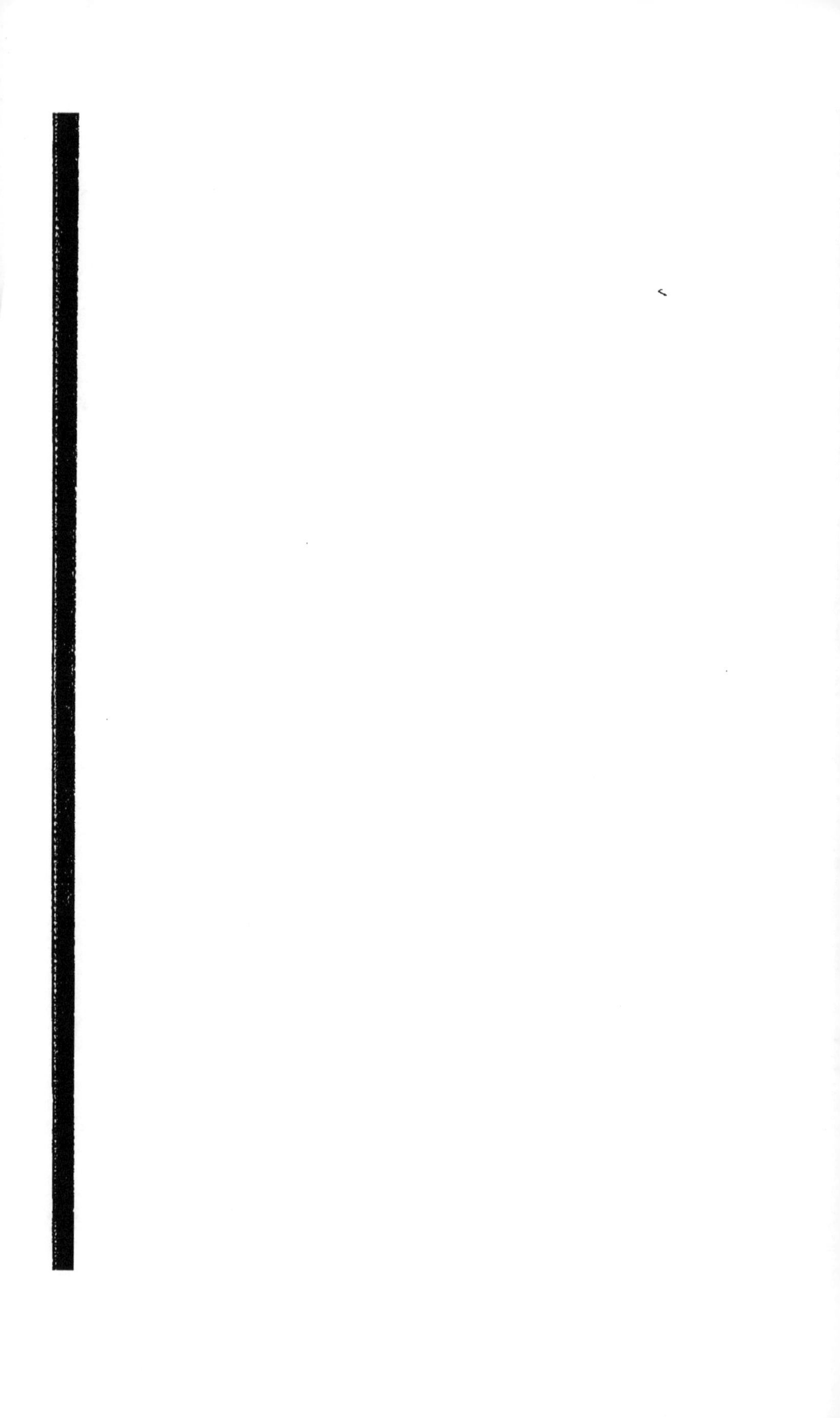

L'APOPHYSE
MASTOÏDE

CHEZ L'ENFANT

TRÉPANATION — TRAITEMENT CONSÉCUTIF

PAR

LE Dr CHARLES MILLET

Avec 16 planches hors texte et 50 figures

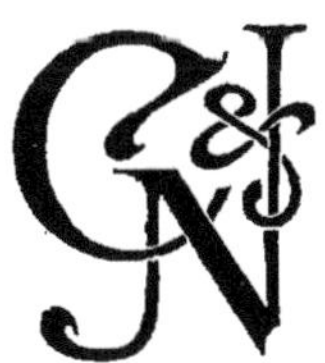

PARIS
GEORGES CARRÉ ET C. NAUD, ÉDITEURS
3, RUE RACINE, 3

1898

L'APOPHYSE MASTOÏDE

CHEZ L'ENFANT

L'APOPHYSE
MASTOÏDE
CHEZ L'ENFANT

TRÉPANATION — TRAITEMENT CONSÉCUTIF

PAR

Le Dr CHARLES MILLET

Avec 16 planches hors texte et 50 figures

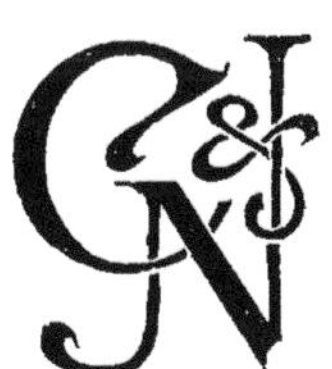

PARIS
GEORGES CARRÉ ET C. NAUD, ÉDITEURS
3, RUE RACINE, 3
1898

Le sujet de cette thèse nous a été indiqué, il y a quatre ans, par M. le professeur agrégé Broca, durant notre externat dans le service de M. le professeur Lannelongue. En nous confiant les pansements des malades opérés, dans le service, de mastoïdite, il nous a mis à même de nous rendre un compte exact du traitement consécutif à cette opération. Nous le remercions sincèrement de ses conseils et des marques d'intérêt qu'il nous a toujours témoignées.

Durant un an, nous avons suivi comme externe le service de M. le professeur Terrier. Nous n'oublierons pas que c'est dans son service que nous avons appris les premiers principes de chirurgie. Nous le remercions de l'honneur qu'il nous a fait en acceptant la présidence de notre thèse.

Nous devons également remercier M. le professeur agrégé Hartman et M. le docteur Péraire que nous avons connus dans le service de M. le professeur Terrier.

Au début de nos études, nous avons été guidé chez notre maître, M. le docteur H. Huchard, médecin des hôpitaux, par M. le docteur Weber, qui s'est montré pour nous tout à la fois un maître et un ami. Nous l'assurons de notre profonde gratitude pour les conseils et les soins qu'il nous a donnés.

Depuis deux ans, nous suivons à l'hôpital Saint-Joseph le service de M. le docteur H. Chatellier qui nous a mis à même, en nous laissant notre initiative, d'acquérir une pratique personnelle ; nous lui en exprimons toute notre reconnaissance.

MM. Lubet-Barbon et A. Martin nous ont ouvert leur clinique et permis de suivre leur enseignement, ce dont nous les remercions.

Enfin M. le docteur Boulay, auquel nous avons eu souvent recours, à l'hôpital Trousseau, pour l'examen otoscopique de nos malades, a droit également à notre gratitude.

L'APOPHYSE MASTOÏDE
CHEZ L'ENFANT
TRÉPANATION. — TRAITEMENT CONSÉCUTIF

INTRODUCTION

La fréquence des opérations qui se pratiquent au niveau de l'apophyse mastoïde a donné naissance dans ces dernières années à un nombre considérable de travaux. Par une description plus exacte de ses rapports, jointe à un manuel opératoire plus précis, on s'est efforcé de diminuer, autant que possible, les dangers inhérents à cette intervention. Une connaissance plus parfaite de l'anatomie de l'oreille moyenne nous permet actuellement, non seulement d'interpréter avec plus de justesse les états pathologiques variables en présence desquels nous pouvons nous trouver, mais encore d'agir dans un but précis et déterminé.

Presque toutes ces recherches, cependant, ont porté sur des temporaux adultes et il n'est parlé qu'incidemment, et d'une manière fort brève en général, de celui de l'enfant. La description du temporal et de l'oreille moyenne s'arrête à la naissance pour reprendre à l'âge adulte et quelques lignes, mentionnant l'époque habituelle de l'apparition de l'apophyse et des cellules, sont seules consacrées à cette longue période intermédiaire. Or, il nous semble étrange d'aborder l'étude anatomique d'une région, dont la disposition est aussi variable que celle de l'apophyse mastoïde, en commençant par l'adulte, alors que son développement seul peut nous donner l'explication des variétés de structure et de rapports qu'elle présente par la suite et auxquelles sont étroitement liées ses modifications pathologiques.

A notre avis, c'est justement dans l'enfance que les suppurations de l'oreille moyenne et leurs complications mastoïdiennes sont le plus fréquentes [1]. L'otite moyenne étant toujours consécutive à une affection pharyngée transmise par la trompe, il nous semble rationnel, à priori, d'admettre sa plus grande fréquence à un âge où ces infections sont multiples. De fait, les otites consécutives à la rougeole, la scarlatine et la diphtérie sont extrêmement communes. De toutes ces maladies c'est certainement la rougeole qui se complique le plus souvent d'otite moyenne, particularité déjà signalée par Trousseau qui mentionne la très grande fréquence des suppurations d'oreille survenant, soit dans le cours, soit dans la convalescence de la rougeole [2].

(1) Au point de vue de l'âge, voici le tableau donné par Schwartze, relatif à 100 opérés :

2 mois à 1 an	6 cas		31 ans à 40 ans	4 cas
1 an à 10 ans	23 cas		41 ans à 50 ans	7 cas
11 ans à 20 ans	32 cas		Au-dessus de 50 ans	8 cas
21 ans à 30 ans	20 cas			

On voit, d'après ce tableau, que sur 100 cas, 61, c'est-à-dire plus des 3/5e, ont trait à des malades âgés de deux mois à vingt ans (Schwartze. *Maladies de l'oreille*, p. 340, t. II).

(2) Trousseau. *Cliniques de l'Hôtel-Dieu*, t. I, p. 211.

C'est également dans l'enfance que l'otite moyenne a le plus de tendance à devenir chronique. Dans le premier âge, les enfants n'indiquent que très imparfaitement le siège de leur douleur ; ce n'est que par un examen méthodique qu'il est possible de la localiser. Les troubles généraux et la douleur, produits par une otite survenant dans le cours d'une infection générale quelconque, seront, le plus souvent, imputés à la maladie même si l'on se contente d'un examen superficiel. Lorsque, le pus s'étant fait jour, l'écoulement purulent s'établit, il est fréquent de voir, non seulement les parents, mais encore le médecin ne pas s'en préoccuper. Les douleurs ayant disparu, l'état général redevenant satisfaisant, quelquefois même parfait, la famille (et nous parlons ici non pas uniquement de la clientèle hospitalière, mais aussi de la clientèle privée) aura toute tendance à respecter cet écoulement coïncidant avec la disparition brusque et complète de la douleur. A plus forte raison en sera-t-il ainsi lorsque l'enfant ne parle pas encore. L'adulte, au contraire, atteint d'otite aiguë se fait généralement soigner dès le début des accidents ; elle passe par suite beaucoup moins souvent à l'état chronique.

Il faut noter enfin que l'otite moyenne, chez l'enfant, débute souvent insidieusement et que l'écoulement s'établit sans avoir été précédé de phénomènes douloureux appréciables. En général, les familles se préoccupent fort peu de ces otorrhées qu'elles croient salutaires et inoffensives. Qu'on examine les observations publiées et l'on verra que très rarement les malades opérés avaient été soignés antérieurement aux accidents pour lesquels ils étaient conduits à l'hôpital.

Enfin les faits eux-mêmes semblent devoir confirmer les

parents dans cette manière de voir. Il arrive assez ordinairement que le début des accidents mastoïdiens coïncide dans une otite avec la brusque disparition de l'otorrhée, circonstance qui fortifie encore leur opinion, qu'un écoulement d'oreille doit être respecté.

C'est un fait dont nous avons eu maintes preuves à l'hôpital. Des parents, qui très régulièrement conduisent à l'hôpital leur enfant opéré d'un abcès mastoïdien et qui nous apprennent, incidemment, qu'un autre enfant est atteint de suppuration d'oreille, sont profondément étonnés lorsque nous leur conseillons de le faire soigner. Ils manquent rarement de nous demander si nous ne craignons pas de provoquer des accidents semblables en tarissant l'écoulement ; et si, généralement, ils se rendent aux explications qu'on leur donne, il en est d'autres auxquels il est impossible de faire entendre raison.

Il nous a donc paru intéressant de savoir si l'apophyse mastoïde chez l'enfant (et par enfants nous entendons les sujets désignés comme tels dans les services hospitaliers, c'est-à-dire de la naissance à quinze ans) présentait des rapports identiques à ceux de l'adulte. Nous avons pu constater alors : que ces rapports étaient, en général, subordonnés à l'âge et variaient avec le développement de l'apophyse ; que si le manuel opératoire restait le même dans sa disposition générale, il était nécessaire de connaître ces rapports pour éviter des accidents malheureux au cours d'une intervention et la modifier suivant les dispositions anatomiques en présence desquels on pouvait se trouver. Nos recherches ont porté sur un nombre considérable de pièces que nous avons rangées dans un ordre gradué ; nous avons toujours examiné plusieurs pièces afin d'éviter autant que possible les causes d'erreur.

Nous pensons, en outre, qu'une étude anatomique ne saurait être complète si elle n'est corroborée par des faits cliniques. Nous sommes persuadés, pour notre part, que si les complications de l'otite moyenne ne suivent pas toujours une marche identique, cela tient aux variétés de structure que présente le temporal et que, dans certains cas, il est possible de déduire sa structure de la forme même que revêtent ces accidents. C'est ce que nous nous sommes efforcés de démontrer par la publication d'observations probantes.

Enfin, durant quatre années consécutives, nous avons pansé, à l'hôpital Trousseau, les mastoïdites opérées dans le service de M. le professeur Lannelongue par notre maître M. le professeur agrégé Broca ; nous avons pu suivre ces malades depuis leur opération jusqu'à leur complète guérison et constater ainsi l'influence que pouvaient exercer les pansements après l'opération. Ces conditions, qui permettent de se rendre compte des conséquences éloignées de l'opération, seront exposées à la fin de ce travail.

CHAPITRE PREMIER

DÉVELOPPEMENT DU TEMPORAL ET DU CONDUIT AUDITIF DE LA NAISSANCE A L'AGE ADULTE

L'apophyse mastoïde n'existe pas à la naissance. Si l'on examine, à cette époque, la surface osseuse située en arrière de l'orifice tympanal, l'on y remarque un petit tubercule exactement situé au niveau et un peu en arrière de l'extrémité supérieure de la branche postérieure de l'os tympanal. Ce tubercule, sur lequel vient s'insérer le sterno-cleido-mastoïdien, est traversé par la suture pétro-squameuse, toujours à cet âge très nettement visible et qui marque, comme son nom l'indique, le point où l'écaille vient s'unir au rocher.

Le procédé suivant lequel s'effectue l'union des deux os est intéressant à connaître, car il nous explique la disposition des cavités accessoires, ou cellules, dont se creuse le temporal en se développant et nous permet de délimiter la part qui revient à chacun d'eux dans cette formation cellulaire.

A la partie supérieure de l'écaille, au niveau de la fosse temporale, les deux tables de l'os sont directement en contact; parvenues au niveau du rocher, elles se comportent de la façon suivante : la table interne, s'éloignant progressivement de l'externe, se porte en bas et en dedans à la rencontre d'une lame semblable partie de la portion pétrée ; arrivées au contact, ces deux lames s'unissent de façon telle que celle qui appartient à la portion pétrée se prolonge toujours sur la seconde et la recouvre sous forme d'une lamelle papyracée et sur une étendue d'autant plus considérable que le développement du temporal est plus accentué (fig. 4, 5, et suivantes).

La table externe continue la direction verticale primitive de l'écaille ; arrivée au niveau de la portion mastoïdienne du rocher, elle s'unit à elle en la recouvrant dans une étendue variable, puis vient s'insinuer entre elle et la branche postérieure de l'os tympanal. L'espace laissé libre par l'écartement des deux tables de l'os est occupé primitivement par du tissu spongieux.

C'est à la partie postérieure, au niveau de l'antre, que cet écartement des deux tables de l'os est le plus accentué ; il diminue progressivement d'arrière en avant ; au niveau de la partie antérieure de l'orifice tympanal, elles ne sont plus séparées que par une mince couche de tissu spongieux et viennent se placer dans une gouttière, creusée dans la portion pétrée, exactement juxtaposée à la branche antérieure de l'os tympanal, de telle sorte que l'écaille, à ce niveau, entre directement en contact avec ces deux os entre lesquels elle vient s'insinuer.

Le tissu spongieux, dans cette partie antérieure de l'écaille, se rencontre principalement au point d'implantation de l'apophyse zygomatique. L'on sait qu'à ce niveau la racine longitudinale de cette apophyse, continuant sa direction antero-postérieure, se bifurque presque immédiatement après son origine en deux branches : l'une ascendante, qui se porte en arrière et en haut et limite à ce niveau la fosse temporale, c'est elle que l'on désigne sous le nom de *linea temporalis ;* l'autre descendante, qui se dirige en arrière et en bas et vient s'unir à la branche antérieure de l'os tympanal limitant la cavité glénoïde. L'espace laissé libre entre elles et de forme triangulaire est doublé de tissu spongieux ; il répond, à cette époque, à la partie supérieure de l'orifice tympanal, mais répondra plus tard à la partie supérieure du conduit auditif osseux.

L'union entre l'écaille et le rocher est déjà suffisamment intime au moment de la naissance pour qu'il soit difficile de séparer les deux os sans fracture. Il est cependant possible, quelquefois, de les désunir beaucoup plus tard, comme cela nous est arrivé sur des temporaux de un ou deux mois. Lorsqu'on effectue cette séparation, l'oreille moyenne nous apparaît tout entière ; l'écaille, vis-à-vis des trois portions qui la constituent, caisse, aditus et antre, joue en quelque sorte le rôle d'un couvercle (fig. 2).

L'antre est une cavité constante revêtant, à cet âge, sur une coupe horizontale, une forme triangulaire, à base antérieure et présentant toujours des dimensions sensiblement égales qui diffèrent assez peu de celles qu'il atteindra chez l'adulte. Il apparaît comme un diverticule qui semble prolonger, en haut et en arrière, la caisse avec laquelle il communique par un orifice volumineux. Il est toujours situé sur un plan plus élevé que la caisse et la domine. Son plancher répond assez exactement à une ligne horizontale passant un peu au-dessus du bord supérieur de l'orifice tympanal. En avant, ce plancher se coude à angle droit et se porte en bas, puis en bas et en arrière. Cet angle arrondi, formé de tissu compact dans lequel passe le canal du facial, marque, à ce niveau, l'orifice de l'aditus.

Ce plancher de l'antre, légèrement excavé, repose sur une masse de tissu spongieux. Une coupe horizontale montre que cette masse osseuse est comprise entre les deux tables du rocher qui, primitivement adossées au niveau de la suture occipito-mastoïdienne, s'écartent l'une de l'autre pour se diriger, la première en dehors et en avant et venir s'unir à l'écaille au niveau de la suture pétro-squameuse, la seconde en avant et en dedans pour constituer la face postérieure du rocher (fig. 15).

La paroi supérieure de l'antre se confond avec celle de l'aditus et de la caisse ; mais elle est d'ordinaire, à ce niveau, un peu plus épaisse : elle est constituée par une lame osseuse formée par l'adossement et l'union de ces deux lames qui appartiennent, l'une à l'écaille, l'autre à la portion pétrée. A sa partie externe, cette paroi supérieure de l'antre répond à l'écartement des deux tables de l'écaille primitivement occupé par du tissu spongieux. A la naissance, ce tissu commence déjà à disparaître et à se résorber. On le trouve creusé de cavités petites mais distinctes, premières cellules qui apparaissent au voisinage de l'antre ; souvent même il a presque totalement disparu, l'espace entre les deux tables de l'os est libre et communique avec l'antre dont il semble faire partie.

Sa paroi externe appartient à l'écaille. Sa paroi postéro-interne répond à une couche de tissu spongieux très épaisse atteignant ordinairement 4 à 5 millimètres et qui le sépare du sinus latéral. Nous reviendrons plus tard sur les rapports de l'antre à ce niveau.

A sa partie antérieure se trouve l'ouverture de l'aditus. Mais, à proprement parler, l'aditus, à cette époque, n'existe pas; l'antre semble se prolonger directement avec la caisse dans laquelle il s'ouvre à plein canal. C'est à peine si l'on trouve, à ce niveau, un léger étranglement produit par le brusque changement de direction de ces deux cavités, la caisse se portant directement en haut tandis que l'autre se porte en avant, il en résulte un coude placé au point d'union du plancher de l'antre et de la face postérieure de la caisse et que soulève le canal du facial. Représenté en arrière par une simple arête, ce coude répond, en avant, à une surface beaucoup plus étendue qui se confond, en arrière, avec le toit de l'antre, en avant, avec celui de la caisse et qu'il est impossible de délimiter. C'est cette portion très légèrement retrécie qui répondra plus tard à l'aditus.

Pour saisir tous ces détails avec netteté, il est préférable d'examiner un temporal ayant déjà commencé son développement plutôt qu'un temporal de nouveau-né. C'est vers un mois, un mois et demi qu'on les distingue le plus aisément. A cette époque, en effet, le temporal n'a encore subi aucune modification ni dans sa forme, ni dans sa structure intime. Le commencement de développement qui s'est effectué dans ce court espace de temps n'a fait qu'accentuer sa disposition première sans la modifier. Enfin, il est possible, à cet âge, de séparer l'écaille du rocher et de voir la part qui revient à chacun de ces deux os dans la formation du temporal.

A partir de cette époque, ce dernier va se trouver profondément modifié dans sa forme et dans sa structure, par suite de l'apparition et du développement de l'apophyse mastoïde. Enfin le tissu spongieux compris entre les deux tables de l'écaille se raréfie, le plus généralement, et se creuse de cavités ou cellules qui se mettent en communication avec l'oreille moyenne.

Toutefois, les modifications que subissent avec l'âge

les rapports de l'oreille moyenne ne sont pas liées uniquement au développement de l'apophyse. Il est un facteur nouveau qui joue, à notre avis, un rôle autrement important ; c'est le développement du conduit auditif osseux qui se trouve lui-même subordonné à celui de la cavité cranienne.

Le conduit osseux résulte de l'augmentation du diamètre transverse du crâne ; mais il est nécessaire, pour suivre exactement son développement, de l'examiner séparément au niveau de la fosse cérébrale moyenne et de la fosse cérébelleuse, le développement de sa partie supérieure étant subordonné à celui de la première, tandis que sa paroi postérieure résulte de l'accroissement de la seconde.

La base du crâne, dont fait partie le temporal, est, à la naissance, complètement ossifiée (Richet). Sappey n'excepte que l'ethmoïde et le sphénoïde qui présentent encore certains points cartilagineux. Bien que les différentes pièces osseuses qui la constituent soient encore distinctes à la naissance, elles se soudent cependant de bonne heure. Tout au contraire, l'ossification des os qui entrent dans la constitution des parois latérales et de la voûte du crâne est peu avancée à la naissance. De plus leur mode d'union qui se fait par l'intermédiaire d'une membrane fibreuse leur donne une laxité que ne possèdent pas les os de la base.

Le développement de la cavité cranienne ne se fait pas par un accroissement exactement proportionnel de chacun des os qui la constituent, l'ossification plus avancée des os de la baseleur donne, tout d'abord, un rôle primordial ; puis, lorsque le volume de l'encéphale augmente, cet accroissement reste insuffisant ; il se produit, au niveau des parties latérales, un développement complémentaire et certaines portions osseuses qui, primitivement, entraient beaucoup plus dans la constitution des parties latérales que dans celle de la base du crâne, viennent prendre une part importante dans la formation de cette base. C'est ce qui se produit au niveau du temporal, comme il est facile de s'en assurer.

La fosse cérébrale moyenne est constituée par le temporal et le sphénoïde. Sa forme, irrégulièrement ovoïde, permet assez mal de la délimiter et de fixer ce qui appartient à sa base et à sa paroi externe lorsqu'on l'examine par sa face cérébrale ; toutefois, par l'examen comparé de cette face avec l'externe, il est facile de s'assurer que le bord supérieur de la racine longitudinale de l'apophyse zygomatique, ou la *linea temporalis*, en marque la séparation. Le bord supérieur du rocher marque sa limite postérieure ; le bord postéro-inférieur du frontal, point d'union de la grande aile du sphénoïde avec cet os, marque sa limite antérieure. Son plancher est formé, tout à la fois, par la face antérieure du rocher, inclinée en bas et en avant, et surtout par la face postérieure de la grande aile du sphénoïde. Dans l'espace angulaire, laissé libre par l'union du rocher avec cette grande aile du sphénoïde, vient s'insinuer une portion minime de l'écaille qui correspond à la cavité sigmoïde, presque plane et très peu développée à cette époque (fig. 1. La portion de l'écaille faisant partie de la fosse cérébrale moyenne est colorée en blanc).

Lorsque le diamètre transverse de la fosse cérébrale moyenne augmente, l'espace angulaire laissé libre entre le rocher et la grande aile du sphénoïde s'accroît également ; l'écaille à ce niveau s'infléchit pour le combler.

elle prend alors une part importante dans la constitution de son plancher.

C'est sur la table externe, au niveau de la *linea temporalis*, que cette inflexion se produit. Cette ligne délimite sur l'écaille deux portions distinctes qui, en se développant, vont suivre chacune une évolution bien différente. Toute la portion qui est au dessus est sans intérêt pour nous, elle fait partie des parois latérales du crâne. La portion située au dessous se compose de deux lames distinctes, interne et externe, interceptant dans leur intervalle du tissu spongieux qui déjà, à la naissance, est en voie de résorption et qui répond, comme nous l'avons déjà dit, à la partie externe du toit de l'antre, de l'aditus et de la caisse. A cette époque, la partie libre de la lame interne est fort courte; la lame externe au contraire forme la paroi externe de l'antre, de l'aditus et de l'attique ; elle constitue au niveau de l'orifice tympanal qu'elle surmonte une surface osseuse légèrement excavée ; c'est cette surface qui, en se développant, va venir constituer la paroi supérieure du conduit auditif osseux.

Ces deux lames subissent un accroissement consécutif, proportionnel à leur étendue primitive. A mesure que la fosse cérébrale moyenne augmente, ces deux lames s'accroissent, par suite la paroi latérale, représentée par la portion de l'écaille située au-dessus de la *linea temporalis*, se trouve reportée au dehors; mais cette ligne restant à un niveau constant, correspondant au plancher de cette fosse, il en résulte que ces deux lames s'infléchissent progressivement et se rapprochent d'autant plus de l'horizontale que leur développement s'accuse davantage. Ce mécanisme est extrêmement facile à saisir si l'on se reporte au tableau que nous donnons ici ; mieux que toute description il permet de se rendre compte aisément de la formation de la paroi supérieure du conduit (fig. 4, 5, 6, 7, 8, 9, 10, 11, 12, 13, 14. Nous avons fait ressortir avec soin, sur ces figures, la ligne de démarcation entre la lame interne de l'écaille et la lamelle qui la recouvre et qui appartient au rocher. Cette ligne de séparation est marquée par un trait noir délimitant nettement ce qui appartient à chacun de ces deux os).

La conséquence immédiate de cette disposition, c'est que les cellules qui, primitivement, répondaient à la partie supérieure de l'antre, de l'aditus et de la caisse, se trouvent reportées à leur partie externe et ce sont elles qui, à ce niveau, viennent constituer les cellules limitrophes du conduit.

Enfin, les rapports de l'oreille moyenne avec le lobe sphéno-temporal se trouvent de ce fait également modifiés ; tandis que chez l'enfant, à la naissance et dans les premiers mois qui la suivent, le toit de l'antre, de l'aditus et de la caisse répond au point d'union des faces inférieure et latérale de ce lobe il finit, surtout au niveau de la caisse, par ne plus être en rapport qu'avec sa face inférieure seule.

Enfin, il est un point que nous tenons encore à préciser. Lorsqu'on examine la suture pétro-squameuse, au niveau de la fosse cérébrale, il est facile de constater qu'elle passe exactement, à la naissance, au dessus de l'antre, de l'aditus et de la caisse. Examinée de nouveau sur des temporaux plus âgés, de neuf, dix ou quinze ans, on voit qu'elle est reportée beaucoup plus en dehors et qu'elle correspond parfois au tiers interne, quelquefois même à la moitié du conduit osseux. Il semble donc qu'elle se soit déplacée. Il n'en est rien. C'est que, dans l'union de ces deux lames, squameuse et pétrée, cette dernière recouvre toujours la première dans une étendue d'autant plus considérable que le développement du temporal est plus accentué. C'est ce que nous nous sommes efforcé de faire ressortir dans les figures précédentes. Ce sont des temporaux jeunes qu'il faut examiner pour saisir cette disposition avec netteté ; plus tard, la fusion des deux lames devient suffisamment intime pour qu'il soit impossible de les distinguer.

Les modifications que subissent avec l'âge les rapports de l'antre avec le sinus latéral sont étroitement liées au développement de la paroi postérieure du conduit auditif osseux qui constitue une partie importante de la paroi externe de l'antre.

Si la situation du sinus latéral, par rapport à la cavité cranienne, reste la même chez l'adulte et chez l'enfant, ses connexions avec l'antre et la portion mastoïdienne diffèrent essentiellement chez l'un et chez l'autre. Primitivement superficiel, l'antre, par suite du développement consécutif de l'apophyse et du conduit, devient profond chez l'adulte. Enfin, tandis que chez ce dernier la portion mastoïdienne, outre les rapports qu'elle affecte dans la profondeur avec la portion pétrée, entre, pour une part appréciable, dans la constitution de la paroi latérale de la fosse cérébelleuse, cette dernière partie est réduite à son minimum à la naissance ; la face postérieure du rocher semble se prolonger directement jusqu'à la suture occipito-mastoïdienne. A son extremité externe cependant, cette face postérieure du rocher, constituée par la table interne du temporal et dont la direction est oblique d'avant en arrière et de dedans en dehors, s'infléchit légèrement pour venir s'unir à la table externe dont la direction est telle qu'elle semble prolonger celle de l'occipital (fig. 15).

A cet âge, les rapports du sinus latéral avec le temporal sont les suivants: il s'infléchit au niveau de la suture occipito-mastoïdienne et répond tout à la fois, à ce niveau, à la face postérieure du rocher, à la partie la plus antérieure de l'occipital et au tissu cartilagineux interposé entre eux; puis, se portant en bas, en dedans et en avant, il répond à la face postérieure seule du rocher. Cette portion descendante du sinus latéral est fort courte et mesure environ un centimètre et demi; elle se trouve donc située au niveau de l'angle arrondi formé par l'union des faces postérieure du rocher et latérale de la fosse cérébelleuse, à la limite de la suture occipito-mastoïdienne, en avant et en dedans d'elle.

Par une coupe horizontale, passant par le plancher de l'antre, il est facile de s'assurer des rapports qu'il affecte avec lui. Cette coupe revêt une forme triangulaire, à sommet interne, répondant au bord supérieur du rocher, à base externe, représentée par la table externe du temporal et dont les deux côtés, antérieur et postérieur, sont constitués par la ligne de section des faces correspondantes du rocher. Sur une pareille coupe, l'oreille moyenne, par suite de sa disposition, n'apparaîtra jamais tout entière ; sa direction étant oblique d'arrière en avant, de dehors en dedans et de haut en bas, l'antre représente sa partie la plus élevée, l'orifice de la trompe sa partie la plus déclive ; mais, par des coupes successives faites de haut en bas, rien n'est plus facile que de se rendre compte de ses rapports.

Si, sur une coupe passant par le plancher de l'antre, on limite par une ligne perpendiculaire à la table externe du temporal, c'est-à-dire à la base de ce triangle, l'extrémité postérieure de l'antre, on voit que cette ligne, dont le point d'origine correspond à la suture pétro-squameuse, vient couper la face postérieure du rocher, au voisinage du sinus latéral ou, plus exactement, à la limite de son bord antérieur ou très légèrement en avant. L'antre est, en outre, séparé de la face postérieure du rocher par une couche de tissu spongieux, dont l'épaisseur varie entre 4 et 5 millimètres (fig. 29).

A proprement parler, l'antre, à cette époque, ne présente donc aucun rapport avec le sinus latéral, en avant et en dehors duquel il est situé. Faite un peu plus haut, au niveau de sa partie moyenne, cette coupe passe exactement au confluent du sinus latéral et du sinus pétreux supérieur.

L'antre est donc placé entre deux plans osseux : l'externe mince, représenté par la table externe de l'écaille ; l'interne beaucoup plus épais, constitué par la face postérieure du rocher doublé de tissu spongieux. Enfin, ces deux plans ne sont pas parallèles, l'externe est antéro-postérieur, l'interne est oblique d'avant en arrière et de dedans en dehors.

Par des coupes horizontales successives, on se rend compte aisément que le bord antérieur du sinus latéral correspond, extérieurement, à une ligne oblique de haut en bas et d'arrière en avant, commençant, en haut, un peu en arrière de la suture pétro-squameuse et passant à 5 millimètres, environ, en arrière de la partie supérieure de l'orifice tympanal.

Mais cette disposition primitive ne tarde pas à être profondément modifiée par suite du développement de la région mastoïdienne et du conduit auditif osseux, subordonnés l'un et l'autre au développement de la cavité cranienne; nous avons déjà insisté sur l'importance de ce mécanisme.

Le développement de la fosse cérébelleuse marche de pair avec celui de la fosse cérébrale moyenne : situé entre elles, le temporal participe, tout à la fois, de l'une et de l'autre. Tandis qu'au niveau de la fosse cérébrale moyenne, l'accroissement progressif du diamètre transverse est complété par le développement consécutif de cette partie de l'écaille située au-dessous de la *linea temporalis*, au niveau de la fosse cérébelleuse l'élargissement se produit aux dépens de la région mastoïdienne qui, primitivement réduite à son minimum, subit, par la suite, un accroissement prépondérant.

A mesure que les dimensions de la fosse cérébelleuse augmentent, les dimensions de la région mastoïdienne s'accroissent également; au tissu cartilagineux interposé entre elle et l'occipital succède du tissu osseux. Tandis que, primitivement, les deux tables du temporal se séparaient presque immédiatement au niveau de la suture occipito-mastoïdienne, c'est-à-dire à la limite de la face postérieure du rocher, et que le temporal par suite ne prenait aucune part à la constitution de la paroi latérale de la fosse cérébelleuse, il se forme, progressivement, une surface osseuse faisant partie de cette paroi. Mais, en s'accroissant, la région mastoïdienne subit un mouvement d'inflexion analogue à celui de l'écaille, les deux tables de l'os, entre lesquelles est situé l'antre, sont progressivement reportées en dehors et en avant : or, de la forme même de la région mastoïdienne, il est facile de conclure que sa partie antéro-interne, qui se continue sans ligne de démarcation avec la portion pétrée, constitue son point fixe, tandis que sa portion postérieure, au niveau de la suture occipito-mastoïdienne, représente son point mobile. On se rend compte aisément de ce mécanisme en se reportant au tableau que nous donnons ci-près.

Il résulte de ce mouvement de rotation, que la portion de la table externe située en arrière de l'orifice tympanal et qui, primitivement, était antéro-postérieure, s'infléchit, se porte en avant et vient constituer la paroi postérieure du conduit auditif osseux ; au niveau de la table interne cette inflexion de la portion mastoïdienne, qui à la naissance n'existait pas, a pour résultat d'augmenter la longueur de la face postérieure du rocher et par suite le diamètre transverse de la fosse cérébelleuse (fig. 15, 16, 17, 18, 19, 20, 21, 22, 23, 24. Sur ces figures la coupe du sinus latéral est marquée en blanc ; il est aisé de suivre les modifications de situation qu'il subit à mesure que la région mastoïdienne s'accroît et que le conduit auditif se développe).

Le sinus latéral, situé dans l'angle arrondi formé par les parois postérieure du rocher et latérale de la fosse cérébelleuse, conserve cette position invariable ; il en résulte que, par rapport à ce dernier, la situation de l'antre varie progressivement à mesure que cette disposition s'accentue. Primitivement externe et antérieure par rapport au sinus, il lui devient interne tout en lui restant antérieur. En effet, la situation primitive de l'antre se trouve modifiée par suite de ce mouvement de rotation, son extrémité postérieure se trouve reportée en dehors et devient externe ; le tissu spongieux ou les cellules qui lui ont succédé et qui sont en rapport avec cette extrémité postérieure se trouvent également reportés en dehors, l'antre cesse d'être superficiel pour devenir profond. La disposition successive des plans se trouve alors renversée ; tandis que, à la naissance, l'antre occupait le plan superficiel et le sinus un plan plus profond, c'est l'inverse que l'on constate (figures 29, 30, 31, 32, 33 34, 35, 36, 37).

Rien n'est plus facile que de délimiter ces rapports de l'antre avec le sinus. Si, sur une coupe horizontale, l'on fait passer, immédiatement en avant du sinus latéral, une ligne transversale, on divise la région mastoïdienne en deux parties distinctes, l'une antérieure qui répond à l'antre, l'autre postérieure répondant au sinus (fig. 29). En procédant ainsi de 5 millimètres en 5 millimètres et en joignant, sur la face externe de cette région, les points où cette ligne transversale vient la couper, on obtient extérieurement le tracé exact du bord antérieur du sinus. Cette ligne est oblique en bas et en avant (fig. 25 et 26).

Nous avons dit qu'à la naissance cette ligne passait à 5 millimètres, environ, en arrière de l'orifice tympanal, la région située en arrière étant, à cette époque, un peu supérieure à la première. Or, il est un fait qui nous frappe immédiatement si l'on pratique cette mensuration à des époques variables du développement du temporal, c'est que la surface comprise entre le sinus et l'orifice du conduit auditif semble rester à peu près invariable tandis que la seconde s'accroît considérablement. L'explication de cette disposition qui, au premier abord, semble singulière est, en réalité, fort simple. Tandis que la partie postérieure de la région mastoïdienne reste sensiblement rectiligne, l'antérieure s'infléchit, ainsi que nous l'avons dit, par suite du développement de la fosse cérébelleuse pour former la paroi postérieure du conduit auditif; elle mesure donc, en réalité, non pas seulement la distance comprise entre cette ligne postérieure et l'orifice du conduit auditif, mais encore toute la paroi postérieure de ce conduit. Cette dernière portion représente donc la véritable paroi externe primitive de l'antre, celle fournie par la table externe de l'écaille et qui, par suite de cette inflexion, est venue prendre cette position secondaire.

Il nous est facile, maintenant, d'envisager dans son ensemble la disposition du conduit auditif osseux. Mais ici nous serons bref ; il suffit, pour s'en rendre compte, de se reporter aux tableaux que nous avons donnés, et qui permettent, croyons-nous, de saisir facilement le mécanisme dont nous avons parlé, mieux que toute description.

Comme on le voit, l'os tympanal, auquel on fait jouer le rôle principal dans le développement du conduit, ne possède, au point de vue des modifications que ce développement imprime aux rapports de l'oreille moyenne, qu'une importance absolument secondaire. En réalité, le temporal, ou plus exactement l'écaille, forme les parois supérieure et postérieure de ce conduit, l'os tympanal l'antérieure et l'inférieure ; ce dernier contribue, en outre, à le régulariser et à lui donner sa forme arrondie, en venant mourir sur ses parois supérieure et postérieure qui sont sensiblement rectilignes et qu'il revêt en partie. Le développement de ces deux os est d'ailleurs simultané. On sait qu'après la naissance l'os tympanal se développe par accroissement de sa circonférence externe et que de ses deux branches, antérieure et postérieure, naissent deux tubercules qui marchent au devant l'un de l'autre, puis se réunissent, circonscrivant au-dessous d'eux une large ouverture qui répond à la paroi inférieure du conduit. En général vers trois ans, quelquefois plus tard, ce trou se comble. Mais, durant ce laps de temps, la paroi de l'écaille, située au niveau de la fosse cérébrale moyenne, s'est infléchie pour constituer la face supérieure du conduit, tandis que la paroi postérieure se formait par inflexion de la table externe de la région mastoïdienne.

Toutefois il est à noter que la direction du conduit à cet âge diffère essentiellement de celle de l'adulte, elle est oblique de haut en bas et d'arrière en avant.

Cette disposition n'est que transitoire; elle change par la suite, ainsi qu'il est aisé de le comprendre en se reportant aux figures précitées. A mesure que l'inflexion de l'écaille, au niveau de la fosse cérébrale moyenne, s'accentue, la table externe s'abaisse et par suite la paroi supérieure du conduit tend à se rapprocher de l'horizontale. De même en arrière, à mesure que la fosse cérébelleuse se développe, la paroi postérieure se trouve reportée en avant. De sorte que, oblique chez l'enfant, dans les premières années, le conduit perd progressivement cette obliquité et tend à devenir perpendiculaire à la face externe du crâne.

Il existe, le plus souvent, à la limite de la paroi postéro-supérieure du conduit, une petite lamelle osseuse curviligne, que l'on désigne sous le nom de *spina supra meatum* ou épine de Henle. En général, elle apparaît dans le cours de la première année et n'est, primitivement, que fort peu appréciable. M. Poirier pense que son développement doit être rattaché à celui de l'os tympanal dont elle est le complément : « *Ayant étudié l'os tympanal sur une centaine de crânes, et ayant souvent vu la lamelle en continuité directe avec l'os tympanal, je crois que cette formation doit être rattachée à l'os tympanal ; comme celui-ci, en effet, elle est de formation secondaire et n'existe pas sur le temporal du nouveau-né ; de plus, elle donne insertion comme l'os tympanal, à la portion fibreuse du conduit ; je propose de lui donner le nom d'épine tympanale*[1]. »

Nous avons suivi attentivement le développement de la *spina supra meatum*, de la naissance à l'âge adulte et nous avons constaté que rien ne pouvait confirmer cette manière de voir. Tout d'abord, il existe entre elle et l'os tympanal, une différence essentielle : c'est que l'os tympanal, en se développant, fournit la paroi antéro-inférieure du conduit, tandis que la paroi postéro-supérieure se forme aux dépens de l'écaille, le rôle de la *spina* serait donc absolument nul. Enfin, l'os tympanal existe toujours, tandis que l'épine de Henle est fréquemment absente, sans que d'ailleurs la forme du conduit ne soit en rien modifiée. Son origine est, croyons-nous, beaucoup plus simple et purement mécanique.

La paroi postéro-supérieure du conduit est formée de tissu compact, d'autant plus dense que son développement est plus accentué ; le tissu osseux situé en arrière est au contraire beaucoup plus poreux ; il est percé d'une infinité de petits pertuis, véritables piqûres d'aiguille, qui lui donnent un aspect criblé. Cette région est parfaitement décrite par M. Chipault : «*Notons au passage l'existence, en arrière de cette épine, immédiatement au-dessous de la crête sus-mastoïdienne, d'une petite région triangulaire, criblée de trous vasculaires, bien nette sur la plupart des crânes, et que nous proposons d'appeler « zone criblée rétro-« méatique*[2]. » Enfin, immédiatement en arrière et au-dessus de cette épine, se trouve une petite fossette où ces pertuis apparaissent, le plus généralement, avec une netteté

(1) Poirier. *Anatomie médico-chirurgicale*, p. 224.
(2) Chipault. *Chirurgie du système nerveux*, p. 491.

parfaite ; ils sont également, à ce niveau, plus nombreux et plus volumineux. Souvent même, on constate au milieu de ces orifices qu'il en existe un ou plusieurs dont le diamètre est plus considérable, permettant quelquefois avec une aiguille fine d'arriver dans les cellules limitrophes (fig. 25, 26, 27 et 28). (Sur les figures 27 et 28, l'épine de Henle et la fossette juxtaposée apparaissent avec netteté. On voit également, surtout sur la figure 27, de petits pertuis vasculaires pénétrant au niveau de la fossette et venant s'ouvrir dans les cellules limitrophes. Ces deux coupes sont perpendiculaires à la face externe du temporal. La première est oblique de haut en bas et d'arrière en avant ; la seconde se rapproche beaucoup plus de l'horizontale.)

Par ces orifices pénètrent des vaisseaux nombreux qui mettent en communication intime le périoste de l'apophyse avec la muqueuse qui tapisse l'antre et les cellules adjacentes. C'est un point anatomique que nous tenons à bien préciser, car il joue, croyons-nous, un rôle capital au point de vue des complications mastoïdiennes des otites suppurées.

Au niveau de cette fossette, la table externe s'enfonce dans la profondeur ; juxtaposée à la lame de tissu compact qui forme la paroi postéro-supérieure du conduit elle vient la doubler. En d'autres termes, la *spina supra meatum* est formée par une invagination, un plissement de la table externe à la limite de la paroi postéro-supérieure du conduit. Plus cette dépression est marquée, plus l'épine est saillante ; elle n'existe pas au contraire lorsque cette fossette n'est que très peu ou pas marquée, comme cela arrive à la naissance. Il est clair, également, que le redressement progressif que subit le conduit avec l'âge a pour résultat de la rendre plus saillante.

CHAPITRE II

DE L'APOPHYSE MASTOIDE

L'apophyse mastoïde n'est pas une portion osseuse surajoutée, à évolution distincte, se développant aux dépens d'un point d'ossification propre. Tous les anatomistes, depuis Béclard, s'accordent à la considérer comme une dépendance du rocher. En réalité, elle se orme tout entière aux dépens des deux os qui constituent le temporal, l'écaille et le rocher, ainsi qu'il est facile de s'en assurer en suivant attentivement son développement.

Dans les premières semaines qui suivent la naissance, on voit le petit tubercule situé en arrière de l'orifice tympanal, et sur lequel s'insère le sterno-cléido-mastoïdien, devenir plus saillant et plus volumineux. Par une coupe horizontale, passant par son milieu, on constate qu'il répond à la partie inférieure de l'antre et au tissu spongieux sur lequel repose son plancher. Durant les trois ou quatre premiers mois sa croissance s'effectue progressivement, mais il ne rappelle encore que bien vaguement l'aspect que revêtira plus tard l'apophyse.

Vers six mois il existe, en général, une surface osseuse saillante, nettement appréciable au toucher, et dont la forme commence à s'accuser ; la rainure digastrique, en se creusant, en délimite l'extrémité inférieure qui doit constituer plus tard la pointe de l'apophyse. On constate, en outre, que cette surface se trouve partagée par la suture pétro-squameuse, bien visible à cet âge, et dont la direction est oblique en bas et en avant, en deux parties sensiblement égales, antérieure et postérieure.

Dans le cours de la première année, ses contours se précisent avec plus de netteté ; il en est à cet âge de parfaitement dessinées ; il en est d'autres, par contre, qui n'apparaissent encore qu'absolument rudimentaires, constituées par un tubercule saillant, volumineux, mais ne donnant qu'une idée imparfaite de l'aspect qu'elle doit revêtir par la suite. Il est facile de s'assurer, d'ailleurs, que sa forme est entièrement subordonnée à la profondeur de la rainure digastrique ; celle-ci délimitant son bord postérieur et sa pointe, on comprend aisément que la netteté de ses contours sera d'autant plus précoce que la rainure digastrique se creusera plus tôt. Entre deux et trois ans, il est de règle de trouver une apophyse bien dessinée dont l'aspect ne se modifiera guère par la suite.

Les limites qu'on a coutume de lui fixer, commodes au point de vue descriptif, sont, en réalité, purement conventionnelles. On lui considère deux bords, antérieur et postérieur : le premier, vertical, passe à la limite de l'orifice du conduit ; le second, oblique en bas et en avant, commence à l'extrémité postérieure de la rainure digastrique pour venir rejoindre le premier. De ses deux faces, l'une, interne, est courte ; l'autre, externe, convexe, beaucoup plus vaste mais très mal délimitée, comprend toute cette partie de la région mastoïdienne située entre l'orifice du conduit et la rainure digastrique. Enfin sa base, extrêmement oblique par suite de l'inégalité de ses deux faces, serait représentée par une ligne de section qui, partant de la crête sus-mastoïdienne, viendrait aboutir à la rainure digastrique.

Une seule partie de l'apophyse est bien délimitée : c'est celle que l'on désigne sous le nom de pointe de l'apophyse et dont les dimensions sont mesurées par l'étendue de la face interne ; extérieurement, sa limite correspond à une ligne à peu près horizontale, qui, passant en avant au niveau de la paroi inférieure du conduit, viendrait aboutir à l'extrémité postérieure de la rainure digastrique. Toute cette région est située au-dessous de l'antre.

Le mécanisme suivant lequel se forme l'apophyse est absolument l'analogue de celui qui a pour résultat le développement de la paroi postéro-supérieure du conduit. Ces deux portions osseuses se confondent et suivent toujours une marche exactement proportionnelle.

L'apophyse mastoïde résulte : 1° de l'élargissement du diamètre transverse de la fosse cérébrale moyenne et, par suite, du développement et de l'abaissement progressif des deux tables de l'écaille, dont l'écartement répond primitivement à la paroi supérieure de l'antre et qui, en s'abaissant, vient se placer à sa partie externe ; 2° de l'accroissement du diamètre transverse de la fosse cérébelleuse et par suite de la face postérieure du rocher, ayant pour résultat de reporter en avant et en dehors la région mastoïdienne ; 3° d'un écartement progressif des deux tables de l'écaille et du rocher (fig. 40, 41, 42, 43, 44).

Au point de vue anatomique, la face externe de l'apophyse ne représente pas autre chose que la table externe du temporal ayant subi avec l'âge des modifications de forme, dues aux actions musculaires qui s'exercent à ce niveau et dont les deux principales dépendent du sterno-cléido-mastoïdien et du digastrique.

Ces détails apparaissent absolument nets, lorsqu'on examine par des coupes verticales successives le développement de l'apophyse sur des temporaux jeunes, alors que la suture pétro-squameuse est encore bien apparente.

On voit alors que l'apophyse est formée de deux portions distinctes, appartenant, la première à l'écaille, la seconde au rocher, et que, par rapport à l'antre, l'une est antérieure, supérieure et externe, tandis que l'autre est inférieure, postérieure et externe. Par la suite, leur union devient complète et si, à la face externe, la suture pétro-squammeuse persiste avec netteté, quelquefois jusqu'à l'âge adulte, sur les autres points la fusion entre l'écaille et le rocher devient suffisamment intime pour qu'il soit impossible de délimiter sur des coupes ce qui appartient à l'une et à l'autre.

On peut appeler squameuses les cellules qui apparaissent dans la première portion, pétreuses celles qui se développent dans la seconde ; leur ensemble est le plus généralement dénommé cellules mastoïdiennes. On s'est élevé contre cette dénomination ; M. Ricard [1] les désigne uniformément sous le nom de pétreuses, qualificatif qui n'est guère plus exact, ainsi qu'il est facile de s'en assurer par les figures que nous reproduisons. Comme elles occupent une région qu'on a l'habitude, en anatomie descriptive, de différencier nettement, il faudrait, pour rappeler tout à la fois leur origine et la situation qu'elles occupent, les désigner sous le nom de pétro-squamo-

---

(1) Ricard. *Gazette des hôpitaux*, février 1889.

mastoïdiennes. Or, si l'on veut bien considérer que l'apophyse, au point de vue de son origine, ne représente pas autre chose que la table externe du temporal, ayant subi en se développant une simple modification de forme, on conviendra que cette distinction est de peu d'importance (fig. 40, 41, 42, 43, 44).

De même pour l'antre, M. Poirier [1] lui refuse le nom de mastoïdien pour lui donner celui de pétreux, plus exact, dit-il. Or l'antre se développe à la limite de la portion pétrée et de la portion écailleuse ; cette dernière lui constitue sa paroi externe et une partie de sa paroi supérieure (fig. 40 et suivantes) ; l'antre n'est donc pas uniquement pétreux, mais pétro-squameux.

L'écartement des deux tables du temporal est le plus souvent accompagné d'une raréfaction progressive du tissu spongieux situé entre elles, il se creuse de cavités ou cellules qui se mettent en communication directe avec l'oreille moyenne ; recouvertes d'une muqueuse identique, elles en font partie intégrante et en constituent un prolongement. Dans certains cas, cependant, cette raréfaction ne se produit pas ou est incomplète, le tissu diploïque persiste à l'état primitif et la disposition de l'oreille moyenne reste chez l'adulte à peu près identique à celle de l'enfant à la naissance. Enfin, il est des temporaux où ce tissu devient le siège d'un processus d'ossification qui a pour résultat la production d'un tissu compact et dur, analogue à l'ivoire, et que l'on désigne sous le nom de tissu scléreux.

De là trois types d'apophyses ou, plus exactement, de temporaux, que l'on désigne, depuis les recherches d'Hart-

(1) *Loc. cit.*, p. 285.

man, Bezold, Politzer et Zuckerland, sous les noms de pneumatiques, diploïques et scléreux.

Dans le type pneumatique l'ordre d'apparition des cellules est toujours le même : ce sont les cellules de l'écaille, qui par la suite doivent constituer les cellules limitrophes du conduit, qui apparaissent les premières. Les supérieures, notamment, se développent de très bonne heure, dans les deux ou trois premiers mois ; nous avons dit qu'il était fréquent de les rencontrer à la naissance, elles répondent alors à la partie supérieure de la caisse de l'aditus et de l'antre, et ce n'est que par la suite qu'elles viennent prendre cette position secondaire d'après le mécanisme que nous avons indiqué. Enfin, il est extrêmement rare de les voir manquer : sur 120 temporaux que nous avons examinés nous les avons toujours trouvées plus ou moins développées, mais jamais totalement absentes.

Quant aux cellules de la région mastoïdienne, l'époque de leur apparition est très variable ; les cellules peuvent être nombreuses, communiquant largement avec l'antre, alors même que le développement de l'apophyse semble encore rudimentaire. Nous reproduisons la coupe d'un temporal de six mois, véritable type pneumatique ; toutes proportions gardées, les cellules y sont aussi nettes et apparentes que chez l'adulte. Or justement sur ce temporal l'apophyse est très peu appréciable, à peine sa forme commence-t-elle à se dessiner (fig. 3).

De tels temporaux ne sont pas rares, et nous croyons que, lorsque l'évolution du temporal doit aboutir au type pneumatique, cette raréfaction du tissu spongieux se produit dès les premiers mois qui suivent la naissance. D'ordinaire, ces cellules sont primitivement petites, sans communication avec l'antre ; à mesure que les deux tables du temporal s'écartent, elles deviennent plus spacieuses en même temps que leurs parois s'amincissent ; puis se perforent de façon à ce qu'elles communiquent entre elles plus ou moins largement. Mais il est impossible de fixer une date déterminée à cette formation cellulaire, elle se produit, le plus généralement, entre la naissance et trois ans.

Lorsque ces cellules sont nombreuses et vastes, le temporal semble en quelque sorte soufflé ; l'espace laissé libre par l'écartement des deux tables de l'os est occupé par des cloisons souvent pellucides, incomplètes, qui limitent ces cellules. En outre, cette raréfaction du tissu spongieux ne se produit pas seulement au niveau de l'apophyse et du pourtour du conduit, on trouve encore des cellules en dedans, à la partie postéro-interne de l'antre, au voisinage de l'oreille interne ; en avant, à la base de l'apophyse zygomatique, enfin à l'extrémité antérieure du rocher, au niveau de la paroi supérieure du canal carotidien.

Entre le type pneumatique et les types diploïque et scléreux, il en est d'intermédiaires où les cellules existent encore, bien que moins nombreuses ; les cloisons qui les séparent sont plus épaisses, souvent constituées par du tissu compact. Enfin l'on peut voir les différents groupes cellulaires séparés par l'interposition de blocs de tissu scléreux ou diploïque, plus ou moins considérables et faisant disparaître toute communication entre elles.

Dans certains cas, les cellules limitrophes existent seules, l'apophyse semble uniquement formée de tissu diploïque. Ce tissu est constitué par la juxtaposition de cavités extrêmement petites, limitées par des parois nettes ; le tissu diploïque, au sens strict du mot, est encore un tissu cellulaire, mais entre ce dernier et celui qui constitue l'apophyse pneumatique, il existe une différence essentielle dont les conséquences, au point de vue pathologique, sont capitales ; c'est que, dans le type pneumatique, les cellules sont en communication directe avec l'antre, recouvertes par un prolongement de sa muqueuse et, par suite, font partie intégrante de l'oreille moyenne, tandis que, dans le tissu diploïque, les cellules n'ont avec l'antre qu'un simple rapport de contiguïté.

Quant au type scléreux pur, il est extrêmement rare ; nous faisons abstraction, bien entendu, de ces apophyses scléreuses qui résultent d'un processus pathologique. Sur 120 temporaux nous n'en avons trouvé qu'un où ce type fût absolument net ; encore était-il uniquement limité à l'apophyse ; les cellules limitrophes, bien que très rares, existaient. Dans de telles apophyses l'écartement des deux tables de l'os est à peu près nul ; ce n'est qu'au niveau de la pointe qu'il existe, interposée entre elles, une mince couche de tissu compact. Cette structure, d'ailleurs, peut ne modifier en rien la forme extérieure de l'apophyse ; sur la pièce que nous reproduisons elle était absolument normale (fig. 38 et 39).

Relativement à la fréquence de ces différents types, la moyenne donnée par Zuckerland, concernant des temporaux adultes, est la suivante : les apophyses en partie pneumatique et en partie diploïque sont les plus nombreuses (43,2 p. 100) ; viennent ensuite les apophyses pneumatiques (36,8 p. 100) et en dernier lieu les apophyses diploïques ou scléreuses (20 p. 100). Examinant des temporaux en cours de développement nous nous sommes bien gardés d'établir une pareille moyenne ; pour être exacte, elle eût nécessité, tout d'abord, un classement par année de tous les temporaux que nous avons examinés, puis, le pourcentage des différents types correspondant à chacune d'elles ; car, s'il est à peu près certain que la forme scléreuse représente un type invariable et définitif, rien ne prouve qu'une apophyse constituée à un âge quelconque du développement du temporal, cinq ans par exemple, par du tissu diploïque doive nécessairement conserver cette structure et qu'elle ne puisse par la suite devenir pneumatique ou scléreuse.

Ce qui donne, en pratique, une importance considérable à la plus ou moins grande fréquence de ces différents types de temporaux, c'est que la position du sinus, par rapport à la face externe de l'apophyse, est intimement liée à la nature du tissu qui la constitue. En effet, comme nous l'avons dit, le sinus latéral est situé à la limite de la fosse cérébelleuse, dans l'angle arrondi formé par l'union de la face postérieure du rocher, qui est transversale, et de la face interne de la région mastoïdienne dont la direction est antéro-postérieure. Or à cet angle interne en correspond un autre, externe, beaucoup plus net, situé au point d'union de la paroi postérieure du conduit et de la face externe de l'apophyse ; l'espace qui sépare ces deux angles est mesuré par l'écartement des deux tables de l'os et limite sur la face externe de l'apophyse une région située tout entière en avant du sinus et où l'on a toute latitude pour pénétrer dans la profondeur sans crainte de le blesser (fig. 23).

Cette région est d'autant plus vaste que l'écartement des deux tables de l'os est plus accentué. Dans les apophyses pneumatiques, où il atteint son maximum, le sinus latéral reste éloigné de la paroi postérieure du conduit auditif, il s'en rapproche au contraire dans les apophyses scléreuses. Mais ici il convient d'insister sur la distinction que nous avons faite des apophyses scléreuses en deux types principaux. Il est clair que lorsque l'écartement des deux tables de l'os reste normal, la structure de l'apophyse n'influe en aucune façon sur la situation du sinus ; c'est ce qui a lieu dans les apophyses formées par un mélange de tissu diploïque et de tissu scléreux. Cette disposition change immédiatement si nous avons affaire à ce type d'apophyse, extrêmement rare, constituée par du tissu scléreux pur, et où l'écartement des deux tables de l'os est nul. L'angle interne se rapproche de l'externe, la distance qui les sépare est réduite à son minimum, le sinus vient s'appliquer directement contre la paroi postérieure du conduit auditif dont il n'est plus séparé que par une couche de tissu osseux dont l'épaisseur est de 2 ou 3 millimètres. La région externe par suite, c'est-à-dire la région opératoire, devient nulle ; la perpendiculaire à la face externe de l'apophyse, passant immédiatement en avant du sinus, vient aboutir à la limite de la paroi postérieure du conduit (fig. 38).

Enfin, si la situation du sinus reste à peu près identique dans les apophyses pneumatiques et dans les apophyses diploïques, il existe entre elles, au point de vue opératoire, une différence essentielle. Dans l'apophyse pneumatique, entre les deux plans qui la constituent, se trouve interposé un espace occupé par les cellules, ce qui permet de différencier ces deux plans. Dans les apophyses diploïques cette séparation si nette des deux tables de l'os n'existe pas ; tandis que, précédemment, les plans successifs pour arriver au sinus étaient les suivants : la table externe, l'espace cellulaire, la table interne; ces trois plans se trouvent confondus en un seul, dont l'épaisseur est égale à leur totalité.

CHAPITRE III

DÉDUCTIONS PATHOLOGIQUES

Il est impossible de déduire une conclusion opératoire exacte de la seule étude anatomique de l'oreille moyenne. Tous les auteurs sont en effet d'accord sur ce point ; dans la généralité des cas le sinus latéral est suffisamment distant du conduit auditif, pour qu'il soit possible, en passant en avant de lui, de pénétrer jusqu'à l'antre ; mais il en est d'autres, rares il est vrai, où la blessure du sinus devient à peu près inévitable par suite de sa proximité du conduit avec lequel il est presque en contact. Or, une étude anatomique, si précise soit-elle, ne nous permettra jamais de préjuger, à priori, de la structure de l'apophyse et par suite de la position du sinus. Le signe le plus probant que l'on ait donné de la structure probable de l'apophyse est tiré de ses dimensions : volumineuse quand elle est pneumatique, elle serait au contraire petite quand elle est scléreuse. Ceci est vrai en général, mais non toujours. Comment estimer, d'ailleurs, le volume d'une apophyse ? Par la saillie plus considérable de la pointe ? il est exact que celle-ci est, en général, plus saillante quand elle est occupée par des cellules nombreuses ; mais nous avons vu des apophyses scléreuses bien développées, et d'ailleurs, une apophyse primitivement pneumatique et, par suite, volumineuse ne peut-elle pas devenir scléreuse par suite d'un processus pathologique? L'estimation de la structure de l'apophyse basée sur son volume est, en réalité, beaucoup trop variable pour qu'il soit possible de tabler sur elle.

On a objecté, il est vrai, que la blessure du sinus était loin d'être aussi dangereuse qu'on avait pensé tout d'abord et plusieurs observations relatent qu'elle n'a été suivie d'aucun effet fâcheux. G. Chiucini [1] rapporte quatre cas d'ouverture du sinus où la guérison fut obtenue par tamponnement iodoformé. Il en fut de même également dans les sept observations publiées par von Baracz [2]. A ces cas heureux on peut opposer les trois cas suivis de mort, relatés par Ricard [3] dans son mémoire sur l'apophyse mastoïde. Plus récemment, M. Rivière [4] (de Lyon) a publié l'observation d'un malade, chez lequel l'infection du sinus se produisit, malgré les précautions antiseptiques, consécutivement à l'ouverture du sinus latéral dénudé et érodé par un séquestre osseux.

Mais, outre qu'il n'est pas indifférent de mettre un canal veineux volumineux en communication directe avec un foyer septique, il est une question autrement importante, à savoir : le temps de l'opération où se produit cet accident. Prenons un exemple commun ayant trait à une apophyse pneumatique. L'opérateur ayant effectué la trépanation a pénétré dans les cellules mastoïdiennes et, dans l'antre, la collection purulente est évacuée ; attaquant alors avec

(1) *Archiv. ital. di otol.*, 1895.

(2) *Wien. med. Woch.*, 1887.

(3) *Loc. cit.*

(4) *Gaz. hebd. de méd. et de chir.*, 1896, p. 1034.

la curette la table interne de l'os, qu'il trouve nécrosée, il la franchit brusquement, perfore la paroi du sinus et pénètre dans sa cavité. C'est ce qui se produisit dans les trois cas de E. de Rossi et celui de Ferreri, relatés par Chiucini. Au moment où l'opération était presque terminée et où l'on donnait un dernier coup de curette un flot de sang veineux surgissait, indiquant l'ouverture du sinus latéral.

A ce moment, l'opération est effective, l'accident est survenu alors qu'on avait tout au moins atteint le but qu'on se proposait : l'ouverture des cellules et de l'antre. Ce n'est nullement le cas qui se présentera lorsqu'on se trouvera en présence d'une apophyse scléreuse type. Ici c'est tout au début de l'opération que l'accident se produit ; l'habileté et la prudence du chirurgien ne sauraient l'éviter, car le sinus se trouve répondre directement au lieu d'élection de la trépanation. Les deux tables de l'os sont en contact et se confondent, sans espace cellulaire ni même diploïque interposé entre elles ; l'opérateur, cherchant à atteindre les cellules présumées, et croyant simplement à une épaisseur plus considérable de la paroi apophysaire, les franchit et pénètre dans le sinus. En un semblable cas, il n'est plus, comme on le pense bien, qu'une seule conduite à tenir : obturer la plaie par tamponnement, sans que l'on puisse songer à pénétrer dans l'antre, ce qui serait d'ailleurs impossible par la voie apophysaire. Pour peu que l'opération ait été motivée par des accidents graves, tels que des accidents cérébraux, ce qui est encore le cas le plus fréquent, car il ne saurait être question, comme nous le verrons plus loin, d'abcès mastoïdien qui ne peut se produire dans de telles apophyses, le chirurgien se trouve alors placé dans cette situation singulièrement fâcheuse : à savoir qu'il n'a pu qu'aggraver l'état de son malade.

Un inconvénient d'un autre ordre se produira dans le cas d'apophyse scléreuse où l'écartement des deux tables de l'os reste normal, mais où les cellules sont absentes : l'antre, profondément situé, reste séparé de la paroi externe par une couche de tissu compact, dur quelquefois comme l'ivoire et dont l'épaisseur varie suivant l'âge entre 5 et 15 millimètres ; il est, en outre, le plus souvent, de dimensions réduites. Dans ces conditions, l'opérateur, le plus souvent, ne pourra l'atteindre et courra le risque, à un moment donné, soit de perforer le sinus, soit de couper le facial, suivant que, dans le cours de l'opération, il tentera d'élargir sa cavité en arrière ou en avant. Dans un cas comme dans l'autre, l'opération restera inefficace puisque l'on n'aura pu atteindre le but cherché : l'ouverture de l'antre.

Si donc l'on s'en tient aux seules données anatomiques, les résultats présumables seront les suivants : le pourcentage des apophyses diploïques ou scléreuses étant, d'après Zuckerland, de 20 p. 100, il en découle que, dans un cinquième des cas, on courra le risque, en suivant la voie apophysaire, soit de blesser le sinus dès le début de l'opération, soit de couper le facial ou de ne pouvoir arriver jusqu'à l'antre. Relativement à la blessure du sinus, Hartman conclut, après examen de cent temporaux, qu'elle était inévitable dans deux cas. Or, nous n'hésitons pas à le dire, ces conclusions, exactes au point de vue anatomique, sont radicalement fausses au point de vue pratique.

En effet, pour arriver jusqu'à l'antre, le chirurgien a le choix entre deux procédés. Dans le premier, désigné sous le nom de procédé de Schwartze, attaquant la table externe de l'os avec le ciseau, on pénètre directement dans les cellules situées à la partie externe de l'antre ; puis, dans ce dernier, de là s'il est nécessaire, par suite de lésions étendues, on parvient jusqu'à la caisse, en faisant sauter sur le protecteur la paroi externe de l'aditus, d'après le manuel opératoire indiqué par MM. Broca et Lubet-Barbon [1]. Dans le second, désigné sous le nom de procédé de Stacke, le chemin parcouru est inverse ; à savoir que, débutant par la caisse, ce n'est que secondairement qu'on arrive jusqu'à l'antre. Nous n'avons pas à décrire ici le manuel opératoire de chacun de ces procédés ; nous insisterons seulement sur ce point que le choix entre eux n'est pas indifférent, mais doit être rigoureusement déterminé par les conditions pathologiques en présence desquelles on se trouve.

Quelles sont, en effet, les conditions nécessaires à la formation d'un abcès mastoïdien ? Le mécanisme admis est le suivant : dans le cours d'une otite, aiguë ou chronique, l'ouverture de l'aditus vient à s'oblitérer, soit par hyperhémie intense de la muqueuse dont les parois viennent s'accoler, soit par la présence de bourgeons charnus et de bouchons caséeux. Le pus, qui primitivement s'écoulait dans la caisse, puis au dehors par l'intermédiaire de la perforation de la membrane, se trouve enfermé dans l'antre, qui joue alors le rôle d'une cavité close ; le pus tend à se faire jour au dehors, se porte vers la paroi apophysaire par l'intermédiaire des cellules, la perfore en un point et vient se collecter sous les tissus. La preuve la plus probante donnée à l'appui de ce mécanisme, c'est

(1) Broca et Lubet-Barbon. *Les suppurations de l'apophyse mastoïde.*

que, en général, lorsqu'il se forme un abcès mastoïdien, l'écoulement par le conduit diminue considérablement, la quantité de pus fournie représente celle que produit la caisse; l'écoulement peut même cesser complètement et la perforation s'oblitérer.

Cette théorie, séduisante par sa simplicité, ne saurait répondre à la généralité des cas ; elle est de plus fréquemment contredite par l'observation clinique. Elle ne peut être considérée comme exacte que dans deux cas, lorsqu'il s'agit : 1° d'abcès mastoïdiens accompagnés d'une diminution considérable de l'otorrhée, la petite quantité de pus qui s'écoule au dehors représentant celle que produit la caisse ; 2° d'abcès mastoïdiens avec disparition totale de l'otorrhée, l'abcès survenant alors que les lésions sont limitées à l'antre, celles de la caisse ayant disparu. Elle est forcément inexacte lorsqu'on se trouve en présence : 1° d'abcès mastoïdiens avec persistance d'un écoulement abondant qui n'est nullement modifié ; 2° d'abcès mastoïdiens avec disparition absolue de l'otorrhée, alors qu'il existe des lésions de la caisse, le pus fourni par celle-ci devant nécessairement s'écouler par le conduit, l'aditus étant oblitéré.

Enfin, il est un point qui, à lui seul, suffirait à nous faire mettre en doute la généralité de cette transformation de l'antre en une cavité close par obturation de l'aditus: c'est la voie la plus ordinairement suivie par le pus. Les accidents cérébraux sont, en somme, rares par rapport aux cas qui se terminent par trépanation simple spontanée. Or, de toutes les parois de l'antre, c'est la supérieure ou cérébrale qui est la plus mince, souvent même papyracée et perforée ; la muqueuse de la caisse, dans ce cas, s'adosse directement à ce niveau à la dure-mère ; il semble donc que le pus, cherchant à se faire jour, devrait dans la généralité des cas suivre cette voie et s'épancher dans la cavité cérébrale. Or, c'est là une terminaison exceptionnelle et l'abcès sous-dural semble bien plutôt être une lésion consécutive, de propagation, et n'est nullement l'analogue de l'abcès mastoïdien qui se forme par épanchement entre l'os et les tissus d'une collection purulente primitivement intra-apophysaire.

Il est tout d'abord un point qui nous frappe lorsqu'on examine attentivement les observations où l'on note la disparition complète de l'otorrhée : c'est que, dans la plupart, il est constaté, lors de l'intervention, une perforation siégeant presque toujours au lieu d'élection. Pour nous, qui avons constamment recherché avec soin l'époque de la disparition de l'écoulement, nous avons vu qu'elle coïncidait, le plus souvent, non avec le début des douleurs apophysaires, mais avec l'apparition de l'abcès. Et, dans ce cas, c'est justement parce que l'aditus reste ouvert que l'écoulement cesse. Tandis que précédemment il s'écoulait avec difficulté par la perforation de la membrane, il trouve, en sens inverses, par suite de cette trépanation spontanée, une voie largement ouverte et s'épanche entre le plan osseux et les tissus qui se laissent décoller avec une extrême facilité. Dans certains cas, ce décollement est considérable et la collection prend des proportions telles que le pus, refluant dans la caisse, vient de nouveau s'écouler par le conduit (obs. LXXXV). On peut voir également par cette observation, et par d'autres, qu'il existait des lésions nettes et anciennes de la caisse, et que, si l'aditus avait été totalement oblitéré, le pus fourni par la caisse eût dû, nécessairement, s'écouler par le conduit. La présence de bourgeons dans l'aditus n'implique pas, en effet, son obstruction ; pour que celle-ci se produise, il faut que la disposition des bourgeons soit telle que l'un d'eux, placé au niveau de son orifice ou sur un point quelconque de son trajet, vienne faire l'office de clapet ; or, ces conditions sont rares. C'est cette perméabilité de l'aditus qui explique, qu'une fois la trépanation régulière de l'apophyse affectuée il est de règle de voir la perforation de la membrane s'oblitérer, la caisse se vidant facilement par l'ouverture apophysaire ; l'otorrhée reparaît au contraire immédiatement lorsqu'on laisse se fermer la plaie rétro-auriculaire, alors qu'il existe encore des lésions de la caisse (obs. XV et XVI).

Observation I. — *Abcès mastoïdien avec disparition de l'otorrhée. Trépanation spontanée. Opération, guérison.*

Gamb... (Andrée), quatre ans. L'enfant est présentée le 20 août 1895 à la consultation. Il n'y a rien à relever dans les antécédents héréditaires.

Elle est entrée pour rougeole, il y a deux mois, à l'Enfant-Jésus ; un mois après est survenu de l'otite moyenne double avec otorrhée abondante, surtout à droite ; l'écoulement se tarit rapidement à gauche, mais à droite, quinze jours après la sortie de l'hôpital, la région mastoïdienne devient rouge et s'œdématie. La mère applique des cataplasmes de farine de lin à ce niveau ; bientôt l'écoulement disparaît en même temps que la grosseur augmente.

A son entrée à l'hôpital, l'enfant n'a pas de fièvre ; il existe un abcès mastoïdien typique qui, le surlendemain, s'ouvre spontanément.

Opération le 24 août 1895. Abcès sous-cutané avec fongosités ; trépanation typique de l'antre. On y trouve très peu de pus, mais des fongosités. L'aditus paraît sain.

Les suites furent normales. Après pansements réguliers, l'enfant était guérie le 29 octobre.

Observation II. — *Abcès mastoïdien avec disparition de l'otorrhée. Trépanation spontanée. Opération, guérison.*

Ani... (Eugénie), quinze mois et demi. La santé de la mère est bonne, mais le père a une bronchite chronique. Sur six enfants, quatre sont morts.

Celle-ci, élevée au sein, a eu la gourme, il y a cinq mois; puis, en décembre 1895, la rougeole. Durant la convalescence, il est apparu un écoulement purulent du côté gauche. L'enfant, d'ailleurs, ne semble pas avoir souffert à ce moment.

La tuméfaction apophysaire date de huit jours, mais l'écoulement n'a disparu que depuis deux jours.

Le 21 janvier 1895, incision de l'abcès. On trouve, au lieu d'élection, une perforation spontanée, par laquelle, avec la curette, on pénètre dans l'antre. L'aditus paraît sain.

L'enfant était guérie le 17 mars 1896; elle est revue, le 1er mai même année, en parfaite santé.

Voici deux observations typiques, où la cessation de l'otorrhée, par rapport à l'apparition de l'abcès mastoïdien, a été exactement notée. On remarquera que, dans ces deux cas, on put constater, lors de l'intervention, que l'aditus était perméable. Il nous serait facile d'en citer d'autres; nous préférons montrer, par l'observation suivante, que la présence de bourgeons charnus, lorsqu'ils n'affectent pas la disposition que nous avons signalée, ne constitue pas un obstacle à la migration du pus et que celui-ci, après s'être collecté à la région mastoïdienne en décollant les tissus voisins, peut refluer en sens inverse et s'écouler de nouveau par le conduit, lorsque la tension de la poche devient trop considérable.

Observation III. — *Abcès mastoïdien avec disparition de l'otorrhée. Ouverture de l'antre et de la caisse. Guérison.*

Mar... (Léon), neuf ans. La mère, morte tuberculeuse, a eu

neuf enfants. Tous vivent et sont, paraît-il, de santé robuste. Celui-ci n'a jamais été malade. L'otorrhée gauche est survenue il y a cinq ou six mois et n'a pas été accompagnée de douleurs. Mais il y a un mois la région mastoïdienne est devenue douloureuse et l'otorrhée a disparu. Depuis quelques jours, l'oreille coule de nouveau abondamment. L'abcès est volumineux, très nettement fluctuant. Pas de température.

Opérée le 7 avril 1897. Perforation spontanée au lieu d'élection. Ouverture de l'antre, de l'aditus et de la caisse remplie de masses fongueuses. Le mur de la logette nécrosé a presque disparu. — Pas de température consécutive. — Pansements réguliers. — Guéri le 24 décembre même année.

La persistance ou la suppression de l'otorrhée ne peut donc nous donner que des renseignements irréguliers, à peu près négligeables. Lorsque la disparition de l'otorrhée coïncide avec l'apparition de l'abcès mastoïdien, on peut supposer qu'il y a obstruction de l'aditus, et, dans ce cas, il est préférable, après ouverture de l'antre, de s'abstenir de pénétrer jusque dans la caisse, celle-ci étant probablement indemne. Lorsque la disparition de l'otorrhée est postérieure au début des phénomènes douloureux apophysaires, on trouvera presque à coup sûr, lors de l'intervention, une perforation spontanée.

Le point de départ de l'abcès mastoïdien se trouve, à notre avis, dans les cellules mêmes. Cette opinion, déjà émise par Schwartze, qui admet également, d'ailleurs, l'obstruction de l'aditus, et par M. Duplay, nous semble la plus conforme à la généralité des cas.

MM. Broca et Lubet-Barbon comparent la disposition des cellules, par rapport à l'antre, à celle qu'affectent les rayons d'une roue autour du moyeu ; elles communiquent avec lui et sont recouvertes d'une muqueuse identique. Mais il est un point important à préciser : à savoir, que si les plus proches de l'antre viennent directement s'ouvrir dans lui, elles communiquent de même avec celles de l'étage adjacent. Ces déhiscences de leurs parois, qui les font communiquer entre elles, sont larges ou étroites, nombreuses ou uniques, de telle sorte qu'une même cellule, s'ouvrant largement dans une autre, peut se continuer par un orifice étroit avec une seconde se terminant en cul-de-sac. Il est aisé de comprendre que ce sont celles en rapport avec la corticale, et par suite les plus éloignées de l'antre, qui affectent le plus généralement cette disposition. D'ordinaire, les orifices de communication sont d'autant plus larges que les cellules sont plus volumineuses ; c'est dire qu'ils atteignent leur plus gros calibre dans les apophyses nettement pneumatiques, mais tout aussi bien dans celles-ci, à côté de cellules largement ouvertes, on en trouve dont l'orifice de communication est étroit.

Il suffit de constater cette disposition pour se rendre compte du mécanisme de l'abcès mastoïdien. Il est exact qu'il résulte d'un phénomène d'obstruction, mais ce n'est pas dans l'aditus que siège l'obstacle, c'est au niveau d'un ou plusieurs de ces orifices de communication qu'il se produit ; et, si l'on songe qu'il ne s'agit plus ici d'un canal dont le diamètre est relativement volumineux, mais d'orifices qui, même à l'état normal sur le squelette, apparaissent comme punctiformes ; que d'autre part, toutes ces cellules ne sont pas en communication directe avec l'antre et que, pour arriver jusqu'à lui, le pus, fourni par les cellules les plus éloignées, doit passer par un grand nombre de ces orifices, on conçoit avec quelle facilité cette obstruction peut se produire. La simple hyperhémie de la muqueuse, si elle est intense, peut suffire à faire naître cette occlusion ; à cette cause première viennent s'ajouter, dans l'otite chronique, la présence de bourgeons charnus ou de bouchons caséeux. Le pus tend à se faire jour du côté où il éprouve une résistance moindre ; si cette cellule est voisine de l'antre, la mince cloison qui l'en sépare se nécrose, le pus peut s'épancher dans l'antre, puis, s'écouler au dehors par la perforation tympanique. C'est ce qui rend compte des poussées successives aiguës que l'on peut observer dans le cours de toute otite. On voit survenir dans ce cas, après une diminution de l'otorrhée, des douleurs apophysaires dont la durée et l'intensité sont variables ; puis brusquement ces phénomènes disparaissent, en même temps qu'il survient par le conduit un écoulement abondant (observation XVII et LX). Ces cas sont rares ; le pus, généralement, a tendance à envahir les cellules voisines par nécrose successive de leurs parois ; il se forme ainsi une collection purulente ; à son contact, la paroi osseuse se nécrose, et le pus s'épanche entre elle et les tissus. C'est ce qui explique la diversité des points où cette collection peut venir s'ouvrir. Quant à la fréquence du siège de la perforation, il découle de la disposition même des cellules qui sont réparties, surtout chez l'enfant, en plus grande quantité et sur une épaisseur plus considérable au niveau de sa paroi antéro-externe et de son plancher. A cette cause première vient s'en ajouter une autre, qui résulte de la vascularité extrême de cette région et sur laquelle nous reviendrons dans un instant. A la partie supérieure, interne et postérieure de l'antre, les cellules, bien que constantes, occupent ordinairement une faible épaisseur ; le pus n'a qu'un minime trajet à parcourir, presque toutes ces cellules venant directement s'ouvrir dans l'antre. Enfin ces cellules, de par leur situation élevée, se vident facilement, tandis que dans celles de l'apophyse qui sont situées au-dessous et à la partie externe de l'antre, le pus stagne et ne peut le plus souvent s'écouler que par régurgitation.

Cela revient-il à dire que, nécessairement, l'abcès mastoïdien ne puisse se produire que dans les apophyses pneumatiques? Une objection semble devoir être faite immédiatement ; la région mastoïdienne, dans les premiers mois qui suivent la naissance, n'est constituée, le plus souvent, que par du tissu diploïque, et cependant, à cet âge, ces abcès sont fréquents. Il convient tout d'abord de distinguer deux types absolument nets d'abcès mastoïdien, qui, s'ils se confondent au point de vue clinique, empruntent leurs caractères différentiels à la nature du tissu qui constitue l'apophyse. Le premier, purement mécanique, résultant de la rétention d'une collection purulente au niveau des cellules de l'apophyse, le second produit par la propagation d'une infection, primitivement limitée à l'oreille moyenne, au tissu osseux environnant et au périoste qui le recouvre. Il est clair que, si l'on conserve le nom d'abcès mastoïdiens aux suppurations qui, primitivement intra-apophysaires, viennent se faire jour par la suite sur un point quelconque du temporal, de tels abcès ne peuvent apparaître que dans les apophyses pneumatiques ; tandis que le second type d'abcès mastoïdien peut se rencontrer dans les apophyses constituées par du tissu diploïque ou par un mélange de ce tissu et de tissu scléreux.

Cette seconde catégorie constitue l'affection le plus habituellement désignée sous le nom de périostite ou d'ostéo-périostite de l'apophyse. Voici, d'après M. le professeur Duplay, quelle serait son origine : « *L'inflamma-*

tion se propage du périoste de la caisse et du conduit auditif au périoste des parties avoisinantes et principalement de l'apophyse mastoïde et de la fosse temporale, ainsi qu'il est facile de le comprendre, si l'on songe que le conduit auditif osseux se continue directement par sa partie postéro-supérieure avec la surface externe de l'apophyse mastoïde et de la fosse temporale. On ne saurait trouver un obstacle à cette propagation dans l'insertion de la portion cartilagineuse du conduit, car elle se fait au moyen de trousseaux fibreux, plus ou moins séparés les uns des autres, mais laissant toujours entre eux des espaces celluleux assez larges. Cette périostite de l'apophyse mastoïde, par propagation d'une périostite de la caisse, est assez fréquente chez les enfants, dont le conduit auditif osseux est à peine développé et dont la caisse du tympan se trouve presque de niveau avec l'os temporal[1]. »

M. Duplay désigne sous le nom d'*otite périostique* cette forme d'otite moyenne qui atteint tout à la fois la caisse et le conduit auditif osseux. « *Dans un cas de cette nature, où j'ai pu faire l'examen nécroscopique de l'oreille, j'ai trouvé le périoste de la caisse, du conduit auditif, de l'apophyse mastoïde, de la fosse temporale, détaché de l'os sous-jacent, qui présentait une vascularisation manifeste. Le marteau avait été éliminé ainsi que l'enclume ; l'étrier restait en place, mais présentait une vive injection*[2]. »

Cette transmission, au périoste du conduit, de l'infection primitivement limitée à la caisse, semble, en fait, absolument rationnelle. Toutefois, il est deux points qui

---

(1) *Traité de Chirurgie*, t. IV, p. 723.

(2) *Id.*, p. 661.

nous frappent : tout d'abord, la remarque faite, par M. Duplay lui-même[1], qui constate que cette ostéo-périostite de l'apophyse et du conduit semble réservée aux apophyses diploïques ou scléreuses et qu'en outre elle survient fréquemment *dans le cours d'un ancien catarrhe purulent de la caisse*. Enfin cette autre remarque, également faite par M. Duplay, que cette forme d'otite périostique est fréquente chez l'enfant. Or, sur plus de deux cents observations d'enfants opérés par notre maître M. Broca, nous n'en avons trouvé que deux pouvant répondre à cette description clinique. Par contre, les cas sont fréquents où le diagnostic d'ostéo-périostite du temporal pourrait être posé ; à savoir, qu'après incision des téguments et évacuation de la collection, on trouve l'os largement dénudé, non perforé, et, suivant que cette périostite est circonscrite ou diffuse, le décollement du périoste est limité à un point de l'apophyse ou s'étend à sa totalité, gagnant en haut la fosse temporale. Dans ces cas, les insertions du conduit, suivant l'étendue de ce décollement, peuvent être intactes ou détachées dans une étendue plus ou moins considérable ; c'est principalement au niveau de sa paroi postéro-supérieure que se produit ce décollement, mais il est extrêmement rare qu'il soit total et s'étende jusqu'à la caisse, ce qui devrait être la règle d'après le mode de propagation indiqué par M. Duplay.

Des deux observations que nous possédions, la première a déjà été publiée[2]. Voici la seconde, paraissant répondre au type clinique décrit par M. Duplay :

---

(1) *Loc. cit.*

(2) Broca et Lubet-Barbon. *Loc. cit.* Observation I.

OBSERVATION IV. — *Ostéo-périostite diffuse du temporal consécutive à une otite chronique. Ouverture de l'antre et de la caisse. Guérison.*

Dann... (Eugène), douze ans. Le père est atteint de tuberculose pulmonaire : il a été opéré, en 1896, par M. Lejars, de ganglions tuberculeux du cou. La mère est bien portante. Détail intéressant : sur quatre enfants, trois filles ont une luxation congénitale de la hanche gauche.

Cet enfant a eu la rougeole et la scarlatine ; puis le croup à neuf ans. Il y a un an, il a eu une angine qu'il y a tout lieu de supposer diphtéritique, puisque l'une de ses sœurs était, à cette époque, atteinte de diphtérie. C'est alors qu'est apparue l'otorrhée.

L'enfant est présenté à la consultation le 20 août 1897. Il souffre depuis huit jours de sa région mastoïdienne, et les douleurs se sont constamment accrues. Il y a eu de la température qui n'a pas été notée. Actuellement, on constate un empâtement de toute la région temporo-mastoïdienne. Toutefois, la tuméfaction, au niveau de l'apophyse, est peu prononcée, tandis qu'elle est volumineuse à la région temporale. La circulation veineuse, à ce niveau, est très développée. La peau est rouge ; à la palpation on sent une fluctuation très nette. Il y a de l'œdème des paupières, surtout à gauche. La région malaire est également tuméfiée.

Opération ce même jour. Incision rétro-auriculaire ; de l'extrémité supérieure de celle-ci on fait partir une seconde incision, de 5 centimètres environ, passant au-dessus du pavillon ; il s'écoule alors une grande quantité de pus très fétide. On aperçoit alors l'apophyse dénudé, le conduit à son voisinage est décollé. — Trépanation. — L'os est dur, saigne abondamment, mais ne renferme que quelques fongosités. On se reporte alors vers la caisse ; en cherchant à récliner le conduit dans la profondeur, on voit sourdre une grande quantité de pus. La caisse est complètement détruite et remplacée par une cavité pouvant loger une grosse noisette ; les parois de cette cavité sont nécrosées, on les curette avec soin.

Dès le lendemain on note une grande amélioration. Pas de paralysie faciale. Le 24, la température tombe complètement. L'œdème de la face a disparu.

Pansements comme d'habitude. L'enfant sort du service en décembre 1897 et vient, par la suite, assez irrégulièrement au pansement. Cependant au 1er avril 1898 l'état local était excellent. La cavité postérieure était comblée, en grande partie épidermisée ; seule une surface grande comme une pièce de 20 centimes n'était pas encore cutanisée. La mèche passée par le conduit était sèche. Guéri le 14 avril 1898. Revu en mai même année en excellent état.

Par contre, l'on peut voir par les observations suivantes que cette périostite peut survenir avec intégrité complète du conduit :

Observation V. — *Ostéo-périostite du temporal. Trépanation. Guérison.*

Mour... (Hélène), cinq ans et demi. Le père est tuberculeux ; une sœur est hospitalisée à Trousseau pour mal de Pott. A dix-huit mois, rachitisme avec incurvation considérable des tibias, et à quatre ans rougeole.

Il y a cinq semaines, est survenue une otite moyenne avec otorrhée abondante. La tuméfaction apophysaire date de huit jours environ. Actuellement, elle remonte au-dessus du pavillon, occupant également la fosse temporale jusqu'au niveau de l'apophyse zygomatique ; depuis son apparition l'écoulement a considérablement diminué, mais persiste encore. Pas de température.

Opération le 23 avril 1895. Après évacuation de la collection, on aperçoit, en arrière du conduit, l'apophyse dénudée et la dénudation gagne, au-dessus du conduit, la partie inférieure de l'écaille du temporal. Trépanation de l'antre. Evidement de la pointe qui contient des fongosités. Le sinus latéral, après ablation de l'os, est à nu. Guéri le 9 juillet 1895.

OBSERVATION VI. — *Ostéo-périostite du temporal. Trépanation. Guérison.*

Sarraz... (Renée), deux ans et demi. Cette enfant, dont les antécédents héréditaires et personnels sont excellents, a eu, il y a un mois et demi, une otite moyenne gauche avec otorrhée abondante. Quinze jours après apparaissait, en arrière du pavillon, une tumeur du volume d'une noisette qui depuis a sans cesse augmenté. L'état général est resté satisfaisant. Depuis quatre ou cinq jours l'oreille ne coule plus.

Actuellement il existe une tumeur nettement fluctuante, repoussant le pavillon en bas et en avant, envahissant la région temporale, et s'étendant jusqu'à l'angle externe de l'œil ; la paupière est tuméfiée.

Opération le 18 mai 1897. Incision rétro-auriculaire ; on arrive dans une vaste poche s'étendant jusqu'à la fosse temporale et contenant du pus crémeux et épais. On aperçoit, siégeant au lieu d'élection, une dénudation de la grosseur d'une lentille, où l'os paraît sain de coloration et de consistance. Trépanation à ce niveau ; à 5 millimètres de profondeur, on arrive dans un antre spacieux, rempli de pus. Pansements réguliers. Guérie le 6 juillet même année.

OBSERVATION VII. — *Ostéo-périostite du temporal. Trépanation. Guérison.*

Pong... (Armand), deux ans. A noter, dans les antécédents héréditaires, que la mère a présenté de l'otorrhée intermittente. L'enfant a eu la varicelle à quatorze mois ; puis, il y a cinq semaines, une éruption sur le corps qui a duré deux jours ; il ne fut pas fait de diagnostic précis. L'enfant fut souffrant pendant trois semaines environ, il y eut de la température qui ne fut pas notée et, brusquement, à la suite de symptômes auriculaires douloureux, apparut de l'otorrhée double.

Il y a quelques jours, la mère ne peut spécifier la date, la région mastoïdienne devint douloureuse. Actuellement (19 juin 1896), abcès volumineux gagnant la région temporale.

L'enfant est admis dans le service et, en l'absence de M. Broca, l'on effectue l'incision de Wilde.

Le 20 juin, agrandissement de l'incision. On aperçoit alors l'apophyse dénudée ; à la partie supérieure de l'apophyse, au niveau du point d'élection, l'os est saignant, en partie nécrosé ; il s'entame facilement à la curette. Partant de ce point on évide l'antre et la pointe de l'apophyse ; l'os est friable et incrusté de granulations grisâtres. On fait, à la région temporale, une contre-ouverture et l'on passe un drain à ce niveau.

Pas de température consécutive. L'enfant mange avec appétit, dort bien et se montre assez gai. Les pansements furent effectués très régulièrement deux fois par semaine. La guérison était complète le 29 août 1895, avec disparition de l'otorrhée.

Observation VIII. — *Ostéo-périostite de l'apophyse. Trépanation. Guérison.*

Le Br... (Jean), quatre ans et demi. Rien à noter dans les antécédents. L'enfant a eu la rougeole en janvier 1897 ; puis, pendant la convalescence de la rougeole, douleurs dans le coude droit, bientôt suivies de gonflement à ce niveau. Cette tumeur blanche, pour laquelle l'enfant a été régulièrement soignée, était complètement guérie en avril 1898.

C'est également pendant la convalescence de la rougeole qu'apparurent, dans les deux oreilles, des douleurs vives bientôt suivies d'écoulement. Mais, tandis qu'il se tarissait presque immédiatement à droite, il persistait à gauche et s'accompagnait bientôt d'une tuméfaction progressive de la région apophysaire.

Le 6 mars 1897, l'enfant est présenté à la consultation. On constate, en arrière du sillon rétro-auriculaire, bien conservé, et au-dessus du conduit auditif, une tumeur rouge, fluctuante, douloureuse à la pression et au-dessous de laquelle on sent de petits ganglions.

Le même jour, opération. Au fond de la poche purulente on sent l'os dénudé sur une surface grande comme une pièce de 50 centimes environ, en arrière et un peu au-dessus du conduit. Trépanation en ce point. On trouve quelques grumeaux de pus concret et l'on arrive à la dure-mère sans avoir rencontré l'antre.

Le 13 avril 1897, la cavité était comblée, mais il persistait un léger écoulement séreux, analogue à du blanc d'œuf, par le conduit. Cet écoulement disparut le 7 mai. La sœur de cet enfant a été également opérée pour mastoïdite, et, disposition anatomique intéressante, l'antre n'a pas été trouvé non plus[1].

Dans ces quatre observations, non seulement les insertions du conduit étaient intactes, mais les lésions de la caisse paraissent avoir été réduites à leur minimum puisque la guérison complète put être obtenue sans qu'il fut nécessaire d'y pénétrer. Dans trois de ces cas, par contre, on a trouvé du pus dans l'antre et dans tous l'on a pu constater que les lésions s'étendaient au tissu osseux environnant.

M. Broca[2], dans une leçon, sur l'ostéo-périostite du temporal, faite à propos d'un malade opéré dans le service et présentant des lésions analogues, insiste sur cette présence habituelle du pus dans l'antre et sur la constance des lésions osseuses ; de telle sorte, qu'en réalité, l'ordre des lésions pourrait se formuler de la façon suivante ; otite moyenne, infection du tissu osseux sous-jacent à la muqueuse et périostite consécutive, les deux dernières n'étant pas d'ailleurs la conséquence obligatoire de la première.

Dans toute otite, cette infection du tissu osseux peut se produire ; rare dans l'otite aiguë, elle est de règle dans l'otite chronique, et cette ostéite, suivant les cas, restera circonscrite aux parties avoisinant l'oreille moyenne ou s'étendra, de proche en proche, à tout ou partie de l'apo-

---

(1) Thèse de Collinet, 1896-1897.

(2) *Gazette hebdomadaire de médecine et de chirurgie*, 1896, p. 613.

physe et de l'écaille. Elle peut, d'ailleurs, s'accompagner d'un minimum de phénomènes inflammatoires et ne se traduire à l'examen par aucun signe objectif net, alors même que les lésions sont étendues.

Nous pouvons citer comme preuve de ce que nous avançons l'observation suivante, qui nous semble absolument typique. Il s'agit d'une fillette de six ans et demi. atteinte, depuis l'âge de trois ans, d'une otite double suivie, à droite, d'un abcès mastoïdien resté fistuleux et qui fut présentée à M. Broca à la suite de phénomènes pseudo-méningitiques graves. Le côté droit, celui où siégeait la fistule, fut opéré tout d'abord et, en présence de l'amélioration immédiate qui suivit l'intervention, on est en droit de conclure que ces phénomènes méningitiques se trouvaient en relation directe avec les lésions siégeant de ce côté. De l'aveu même de la mère, l'écoulement du côté gauche avait toujours été minime, l'enfant n'avait jamais accusé de douleurs ; il était d'ailleurs impossible d'en provoquer à la pression, et ce n'est qu'à la suite de l'examen otoscopique et après avoir constaté qu'il existait une fistule, située au niveau de la paroi supérieure du conduit, en avant de la membrane, et venant s'ouvrir dans les cellules limitrophes, qu'on se décida à intervenir. On put alors constater que l'apophyse, de type diploïque, présentait une corticale, en apparence saine, et qu'il existait des lésions d'ostéite s'étendant à sa totalité et à une partie de l'écaille. L'étendue de ces lésions était telle, qu'après ablation large des parties malades, la guérison ne put être obtenue ; il fut nécessaire d'intervenir une seconde fois et, tandis que du côté droit la cutanisation était obtenue en six mois, la suppuration persistait encore de ce côté au bout d'un an.

Observation IX. — *Otite moyenne bilatérale, fistule mastoïdienne droite. Accidents pseudo-méningitiques. Ouverture de l'antre et de la caisse. Guérison. A gauche fistule de la paroi supérieure du conduit. Ostéite diffuse du temporal. Opération de Stacke ; ouverture de l'antre. En traitement.*

Mon... (Madeleine), six ans et demi. Le père est nettement bacillaire ; la mère, assez bien portante, autrefois, commence cependant à tousser depuis quelque temps. Sur quatre enfants, trois sont en excellente santé. Celle-ci a eu la coqueluche à vingt mois ; puis, à trois ans et demi, la diphtérie. A cette époque, apparut derrière le pavillon un abcès volumineux de la grosseur du poing, dit la mère, sans otorrhée préexistente, qui s'ouvrit spontanément au bout de huit jours et depuis resta fistuleux. Quelques jours après l'ouverture de cet abcès, il survint de ce côté (droit) un écoulement abondant, fétide ; puis, peu après, l'oreille gauche se mit également à couler.

Au mois de mai 1895, rougeole bénigne ; à partir de ce moment, l'écoulement augmente, surtout à droite ; l'état général s'altère progressivement, puis, devient nettement mauvais. L'enfant est triste, refuse de manger, se réveille la nuit et se plaint de son oreille ; il y a du délire nocturne. Cet état persistant, l'enfant est présentée le 21 novembre 1896 à M. Broca qui, en présence des phénomènes précédemment indiqués et qui s'accentuent chaque jour, conclut à une intervention.

Celle-ci est pratiquée le surlendemain. Incision passant par le trajet fistuleux. Après avoir découvert l'apophyse et recliné le conduit, on constate au point d'élection une perforation de la grandeur d'une lentille. On l'agrandit à la curette et l'on tombe dans l'antre rempli de pus caséeux. On fait sauter sur le protecteur, introduit dans l'aditus, la paroi postéro-supérieure du conduit et l'on arrive dans la caisse, pleine de pus et de fongosités ; on ne trouve pas trace d'osselets.

L'état général, sans être inquiétant, resta mauvais durant deux jours ; mais, dès le 25, la température tombait complètement. L'enfant redevenait gaie, mangeait avec appétit, dormait paisiblement.

Les pansements furent effectués très régulièrement deux fois par semaine. Du côté gauche, on institua le traitement habituel, injections de sublimé à 1/2000 et glycérine phéniquée ; malheureusement on fut forcé de s'abstenir de tout examen otoscopique pendant longtemps, l'enfant refusant obstinément de s'y prêter.

A l'examen, pratiqué en avril 1897, on constate deux larges perforations situées, l'une en avant, l'autre en arrière du manche du marteau. Immédiatement en avant de la membrane, à 1 millimètre environ, on aperçoit un petit orifice situé au niveau de la paroi supérieure du conduit ; en y introduisant le stylet, on arrive dans le tissu osseux et l'on ramène un peu de pus caséeux. L'audition est très mauvaise, mais n'a pu être notée exactement, l'enfant répondant mal aux questions qu'on lui pose et se contredisant constamment sur les distances auxquelles elle dit entendre la montre.

Dans les premiers jours du mois de mai 1897, le côté droit était complètement guéri ; en présence des lésions du côté gauche et, malgré que l'écoulement soit peu abondant, on se décide à intervenir.

Le 19 mai 1897. opération. Après avoir détaché le pavillon et récliné le conduit, on aperçoit l'apophyse dont la corticale paraît saine. Le protecteur est introduit dans la caisse et l'on fait sauter le mur de la logette ; on trouve la caisse pleine de pus et de fongosités et l'on ramène à la curette le marteau et l'enclume, l'un et l'autre en partie nécrosés. Après ablation de la paroi postéro-supérieure du conduit, l'on arrive dans l'antre dans lequel on trouve également du pus et des fongosités. Le tissu osseux environnant est rouge, spongieux, saignant abondamment, et se laisse facilement entamer à la curette qui ramène une bouillie osseuse dans laquelle se trouvent des grumeaux caséeux.

Il n'y eut pas de température consécutive. L'enfant était en excellent état en juillet 1897. Les parents la conduisirent alors au bord de la mer et les pansements ne furent plus effectués qu'une fois par semaine. En octobre, la cavité était épidermisée, on pouvait considérer que la guérison était complète, lorsque s'ouvrit au niveau du plafond de l'antre une fistulette qui fut dilatée avec une mèche de gaze ; bientôt, de nouveaux trajets fistuleux s'ouvraient et la suppuration redevenait extrêmement abondante. Toutefois, le stylet permettant d'arriver sur des points osseux paraissant nettement délimités, on se décide à intervenir à nouveau en janvier 1898.

Après ablation du tissu de cicatrice, on enlève à la curette le plafond de l'antre, de l'aditus et de la caisse jusqu'à ce que l'on arrive à la dure-mère. On trouve également du tissu osseux nécrosé au niveau de la moitié inférieure de la paroi postérieure du conduit, qui avait été respectée lors de la première intervention. L'os est enlevé au ciseau, couche par couche, jusqu'à ce que l'on arrive sur le tissu sain. On note durant l'opération de la contracture du côté opéré.

Il y eut, après l'opération, de la parésie faciale qui disparut le lendemain. La plaie s'épidermisa rapidement, sauf un point situé au niveau de l'écaille au-dessus de la paroi supérieure du conduit et qui suppurait encore en juin 1898. On trouve à chaque pansement au niveau de ce point dénudé, grand comme une lentille, une gouttelette de pus.

L'état général est devenu excellent. Actuellement, l'état local est le suivant. La caisse est complètement épidermisée. Il existe au-dessus, au niveau du plafond et de la paroi supérieure du conduit, un point dénudé fournissant une suppuration minime (juillet 1898).

Cette ostéite latente, plus fréquente dans les apophyses diploïques, mais qui ne leur est pas exclusive, peut passer, par contre, sous l'influence d'une cause occasionnelle telle que le froid ou l'écoulement défectueux du pus, à l'état aigu, et les phénomènes les plus graves peuvent survenir avec une extrême rapidité. On conçoit aisément, en effet, que lorsque cette ostéite s'étend à la totalité du temporal, qu'elle existe tout à la fois au niveau des parois externes, supérieure et postérieure de l'antre; il peut se produire, au niveau de la fosse cérébrale moyenne et de la fosse cérébelleuse, l'analogue de ce qui se passe au niveau de la face externe de l'apophyse. Voici une observation répondant bien à cette variété clinique :

Observation X. — *Otite chronique ancienne avec ostéite diffuse du temporal. Accidents méningitiques. Trépanation. Evidement de l'antre, de l'aditus et de la caisse. Abcès sous-dural. Mort.*

Br... Mathilde, neuf ans. Pas d'antécédents héréditaires du côté du père qui jouit d'une bonne santé ; par contre, ceux de la mère sont nettement mauvais, son père, sa mère et une de ses sœurs étant morts tuberculeux.

Les renseignements sont assez vagues, l'enfant ayant été élevée en nourrice, loin des parents qui la voyaient rarement. La mère dit, cependant, qu'elle a eu la rougeole à six ans et que la nourrice lui a déclaré que, depuis l'âge de cinq ans et demi, l'enfant avait des écoulements intermittents du côté gauche. Elle est revenue il y a quinze jours ; les douleurs d'oreille sont survenues trois jours après accompagnées d'un écoulement abondant. Un médecin, consulté, ordonna des lavages fréquents et des instillations de glycérine phéniquée. Après quelques jours de ce traitement, et voyant la région apophysaire se tuméfier progressivement, le médecin conseilla de conduire l'enfant à l'hôpital pour la faire opérer.

Lorsqu'elle est présentée, le 15 juin 1897, l'état local est le suivant : tuméfaction étendue de la région apophysaire effaçant le sillon rétro-auriculaire, projetant le pavillon en avant et se prolongeant en arrière jusque vers la ligne médiane, sans former à ce niveau de saillie très accentuée. Fluctuation nette ; écoulement abondant par le conduit.

L'enfant est extrêmement abattue, dans un état de torpeur dont il est impossible de la tirer ; les pupilles sont dilatées ; il n'y a pas de strabisme. pas de convulsions. Température, 39°3. — L'enfant est immédiatement portée à la salle d'opération.

Opération. — Après incision de l'abcès, on arrive sur l'apophyse qui ne présente pas de trépanation spontanée. Ouverture de l'antre contenant une petite quantité de pus. On enlève à la curette les fongosités dont il est tapissé. Le tissu environnant, friable, en partie nécrosé, est enlevé également et l'on tombe, au niveau du plafond, dans une collection purulente située au-dessous de la dure-mère. La quantité de pus évacuée est d'environ une demi-cuillerée à café. Après avoir exploré les autres parois de l'antre et ne trouvant rien de suspect, on fait sauter sur le protecteur la paroi de l'aditus et l'on arrive dans la caisse pleine de fongosités qui sont curetées. On ne trouve plus trace d'osselets.

L'examen du pus, pratiqué par M. Tollemer, interne des hôpitaux, décèle du streptocoque pur.

Le lendemain de l'opération la température redescend à 37°2, mais la malade tombe dans le coma, les pupilles sont extrêmement dilatées : la mort survient le 18, à quatre heures du matin.

Autopsie. — Par suite d'opposition, on est contraint de se limiter à la seule inspection de la région. L'antre, l'aditus et la caisse sont bien nettoyés, mais on voit sourdre du pus par l'orifice de la paroi supérieure conduisant dans la collection sous-dure-mérienne et, en faisant sauter au ciseau la paroi cranienne, on voit que cette collection se prolonge en arrière de la paroi postérieure du rocher et en avant du sinus, tout en restant toujours sous-dure-mérienne. Le sinus est placé très en arrière et l'on aurait pu facilement, en le contournant et en faisant sauter la paroi postéro-interne de l'antre, pénétrer dans cette collection. La quantité de pus est environ d'une cuillerée à café.

C'est dans cette catégorie également qu'il convient de ranger les cas désignés par M. Pauzat[1] sous le nom d'ostéomyélite du temporal et, en effet, si l'on examine avec soin les observations citées par lui, on constate que, chez tous ces malades, il existait, depuis une époque plus ou moins ancienne, une otite moyenne.

---

(1) E. Pauzat. *De l'ostéomyélite comme complication de l'otite moyenne suppurée.* Ann. des mal. de l'oreille et du larynx. Sept. 1893, p. 754.

Le plus souvent, cette ostéite se trouve limitée à la face externe de l'antre et s'étend au périoste de l'apophyse, constituant ce que M. Duplay désigne sous le nom d'otite périostique, et, s'il est exact que très souvent sous le périoste décollé, dans une étendue plus ou moins considérable, on peut trouver la corticale indemne, on se convainc rapidement, après l'avoir attaquée, que cette intégrité n'est qu'apparente et que le tissu osseux sous-jacent présente, presque toujours, des lésions d'ostéite chronique. Nous disons presque toujours parce que la périostite de l'apophyse n'est pas nécessairement subordonnée à des lésions anciennes d'ostéite ; elle peut apparaître dès le début de l'otite moyenne, alors même qu'il est rationnel de présumer que les lésions sont encore limitées à la muqueuse seule de l'oreille moyenne et sans qu'il soit nécessaire d'invoquer la propagation de l'inflammation de la muqueuse de la caisse au périoste du conduit. Il est un point où leur connexion est autrement étroite, c'est au niveau de la région que M. Chipault désigne sous le nom de *zone criblée rétro-méatique*, union surtout intime au niveau de la fossette juxtaposée à l'épine de Henle. Lorsqu'on examine cette région et que l'on constate l'infinité d'orifices vasculaires dont elle est criblée et dont quelques-uns, avons-nous dit, sont assez volumineux pour laisser pénétrer une aiguille fine, on conçoit avec quelle facilité peut s'effectuer cette propagation, au périoste de l'apophyse, de l'infection primitivement limitée à la muqueuse (fig. 27 et 28).

On a comparé la muqueuse de l'oreille moyenne à un véritable périoste ; la paroi externe de l'antre se trouve donc, en réalité, située entre deux périostes, la muqueuse et le périoste de l'apophyse ; lorsque l'infection s'étend à ce dernier en raison de leur étroite connexion, cette paroi se trouve donc nécessairement atteinte d'ostéite. Celle-ci, le plus souvent, de même que la périostite, se localise au niveau du point le plus vasculaire, c'est-à-dire immédiatement en arrière de l'épine de Henle, au niveau de la fossette qui se trouve répondre exactement à l'extrémité postérieure de l'antre, et c'est pour cette raison que, dans la grande majorité des cas, la perforation spontanée siège à ce niveau. Enfin cette perforation se produit d'autant plus facilement que cette paroi est plus mince et constituée par du tissu moins dense, c'est-à-dire qu'elle est plus fréquente et plus rapide dans les apophyses pneumatiques, où la corticale est mince, que dans les apophyses diploïques.

En général, dans celles-ci, après évacuation de la collection purulente, on trouve l'os dénudé immédiatement en arrière de l'épine de Henle ; il est rouge, spongieux, s'entamant facilement à la curette (observations V, VI, VII, VIII).

Dans d'autres cas, l'os, en apparence, paraît sain, mais, lorsque l'on franchit la corticale, les lésions apparaissent avec netteté. C'est également pour cette raison que l'incision de Wilde est mauvaise ; si elle soulage le malade elle ne fait pas disparaître les lésions de cette paroi de l'antre qui, comprise entre la muqueuse et le périoste l'un et l'autre atteints, a le plus souvent tendance à se nécroser, de telle sorte qu'il se crée une fistule consécutive.

Quant au décollement du conduit, qui n'est pas d'ailleurs très fréquent, il ne s'étend presque jamais à sa longueur totale et reste le plus souvent limité au voisinage de l'épine de Henle. Le conduit à ce niveau constitue en effet la véritable paroi externe primitive de l'antre et il est assez fréquent de la trouver piquée d'orifices vasculaires cependant moins nombreux et moins volumineux que ceux de la zone criblée rétro-méatique. Lorsque cette paroi est mince et que des orifices multiples mettent en communication étroite la muqueuse de l'antre, ou des cellules juxtaposées, avec le périoste, la périostite peut débuter et même rester limitée plus ou moins longtemps à ce niveau, produisant ce que l'on désigne sous le nom de *chute de la paroi supérieure du conduit*, causée, non par un abaissement réel de la paroi, mais par l'infiltration et l'épaississement des parties molles situées à son contact. En général, cette périostite du conduit est secondaire et résulte de la propagation de la périostite primitivement circonscrite à la zone criblée rétro-méatique ou à la fossette rétro-spinale.

En résumé, suivant l'étendue des lésions et la nature du tissu constituant l'apophyse, l'abcès mastoïdien peut revêtir des formes variables qu'il est possible de ramener à deux types principaux. Dans le premier, qui a trait tout aussi bien aux apophyses pneumatiques qu'à celles constituées par du tissu diploïque, la filiation est la suivante : otite moyenne, suppuration de l'antre, propagation au périoste de l'apophyse par l'intermédiaire du système vasculaire qui l'unit à la muqueuse, et, suivant que les lésions de la paroi osseuse intermédiaire seront plus ou moins étendues, celle-ci se perforera ou non. Dans le premier cas les collections intra et extra-mastoïdiennes communiqueront entre elles, formant un véritable abcès en bouton de chemise. Dans le second, elles sembleront rester indépendantes, constituant ce que M. Duplay désigne sous le nom d'otite périostique. Cette nécrose de la paroi externe est de règle dans les apophyses pneumatiques où sa minceur est extrême ; toutefois, si l'on intervient de bonne heure, elle peut ne pas être complète ; on voit alors, le plus souvent, sourdre en arrière de l'épine de Henle une petite quantité de pus et il est facile, soit avec le ciseau, soit avec la curette, de pénétrer dans la collection intra-mastoïdienne. Enfin nous ferons remarquer que, par suite des phénomènes d'obstruction qui peuvent se produire au niveau des cellules dans les apophyses pneumatiques, le siège de cette perforation, bien qu'assez régulier, n'est pas absolument fixe, les lésions d'ostéite se produisant au niveau de la paroi en rapport soit avec l'antre, soit avec le groupe cellulaire où se produit cette obstruction. Dans les apophyses diploïques, au contraire, le point dénudé ou la perforation, lorsqu'elle existe, occupe un point invariable en rapport avec la paroi de l'antre, immédiatement en arrière de l'épine de Henle.

Le second type comprend l'ostéite diffuse et l'ostéomyélite du temporal ; les lésions primitivement limitées à l'oreille moyenne s'étendent de proche en proche, puis, passant à l'état aigu à un moment donné, s'accompagnent de périostite qui peut rester limitée à la face externe de l'apophyse ou s'étendre tout à la fois à cette dernière et à l'écaille.

En réalité, il s'agit toujours d'une ostéo-périostite, mais, dans le premier cas, les lésions d'ostéite sont réduites à leur minimum, restant limitées à la paroi externe de l'antre, tandis que, dans le second, elles s'étendent à une portion plus ou moins considérable du temporal. Le premier type est surtout fréquent dans les apophyses pneumatiques, le second dans les apophyses diploïques. Quant aux apophyses scléreuses, il convient de faire à leur égard une distinction importante, suivant leur structure et la position de l'antre. Lorsque l'écartement des deux tables de l'os est normal, l'antre et le sinus occupent la même position respective que dans les apophyses pneumatiques, à savoir que l'apophyse peut se diviser, comme sur celles-ci, en deux régions, antérieure et postérieure, répondant respectivement à chacun d'eux. La paroi externe de l'antre est épaisse, variant suivant l'âge entre 10 et 15 millimètres. (Nous avons déjà dit que l'apophyse scléreuse n'existe pas chez les très jeunes sujets.) Ici pas d'orifices vasculaires mettant en communication directe la muqueuse de l'antre et le périoste de l'apophyse ; la zone criblée rétro-méatique n'existe pas, la fossette rétro-spinale, lorsqu'elle existe, ce qui est rare, est occupée par du tissu dur et lisse comme l'ivoire ; on peut donc écarter les accidents de propagation directe de la muqueuse au périoste. Quant à l'ostéite par extension des lésions de l'antre, le peu de vascularité du tissu de l'apophyse fait qu'elle n'a guère tendance à se propager, à s'étendre et à passer à la forme suppurative, ce qui n'est pas d'ailleurs un avantage, les lésions se cantonnant plus volontiers à la paroi la moins résistante, la supérieure, qui est aussi la plus dangereuse.

Cette opinion semble contredite, quelquefois, par les faits cliniques, à savoir que l'on peut rencontrer une apophyse scléreuse, lors d'une intervention provoquée par une mastoïdite avec abcès ou par une fistule mastoïdienne et qu'après avoir débuté par la région apophysaire, que l'on trouve éburnée, on se trouve obligé de se reporter vers la caisse. A ceci, nous répondrons que toujours, dans ces cas, les malades étaient porteurs d'une otite chronique ancienne ; reste à savoir si l'apophyse était primitivement scléreuse. Nous ne le croyons pas ; nous pensons, au contraire, qu'il s'agissait, dans ces cas, d'apophyses primitivement diploïques atteintes d'ostéite chronique et devenues secondairement scléreuses, par suite d'ostéite condensante. Et, de fait, dans les trois cas que nous possédons et que nous reproduisons, l'otorrhée la plus récente remontait à dix-huit mois, la plus ancienne à neuf ans ; enfin deux de ces malades étaient porteurs de fistule mastoïdienne.

Observation XI. — *Otite chronique ancienne. Ostéo-périostite de l'apophyse. Opération de Stacke et trépanation. Guérison.*

Del... (Charles), treize ans. Cet enfant, sans antécédents héréditaires, a eu la rougeole tout enfant. L'otorrhée remonte à trois ou quatre ans, les parents ne peuvent préciser, et elle est apparue sans grandes douleurs. Elle a augmenté en décembre 1895, en même temps que la région apophysaire devenait douloureuse ; des injections boriquées fréquentes amenèrent une légère amélioration. Mais, il y a dix jours, les douleurs sont redevenues très violentes en même temps qu'apparaissait une tuméfaction apophysaire très nette. Pas de température.

Le 22 janvier 1896, on fit au pansement externe l'incision de l'abcès ; puis, le 26, nouvelle intervention. L'apophyse étant éburnée, on se reporte vers la caisse qui est ouverte par le procédé de Stacke ; ouverture de l'antre, curetage des fongosités. Pansements réguliers. Guéri le 13 février 1897.

Observation XII. — *Fistule mastoïdienne. Apophyse éburnée. Opération de Stacke et ouverture de l'antre. Guérison.*

Boc... (Marguerite), six ans. Les parents sont en bonne santé ; mais de quatre enfants celle-ci, seule, a survécu ; deux sont morts de méningite, et le troisième de péritonite tuberculeuse.

Il y a un an et demi, l'enfant a eu la rougeole, puis l'oreille se mit à couler ; l'otorrhée dura six mois environ, puis disparut brusquement. C'est alors qu'apparut un abcès mastoïdien qui s'ouvrit spontanément ; depuis lors il persiste un trajet fistuleux par lequel s'écoule une petite quantité de pus.

Opérée le 21 février 1897. On trouve au niveau de l'antre une perforation que l'on agrandit et l'on tombe directement dans l'antre qui est plein de fongosités que l'on curette. L'os paraissant éburné, et l'aditus non perméable, on se reporte vers la caisse. Après avoir fait sauter le mur de la logette par le procédé de Stacke, on attaque au ciseau la paroi externe de l'aditus et l'on rejoint la trépanation postérieure. Guérie le 18 juin même année.

Revue le 6 juin 1898. L'enfant a été opérée dans le service de ganglions tuberculeux ; actuellement, il existe au niveau de l'incision un trajet fistuleux par lequel s'écoule une petite quantité de pus.

A l'examen otoscopique on voit la caisse absolument nette et bien épidermisée.

Observation XIII. — *Mastoïdite avec abcès fistulisé. Fistule mastoïdienne. Apophyse éburnée. Opération de Stacke. En traitement.*

Lang... (Marcel), dix ans. Les antécédents héréditaires sont excellents. L'enfant a eu la rougeole et la coqueluche ; puis, à onze mois, la gourme. Peu après, apparut un écoulement intermittent par l'oreille droite, écoulement qui fut soigné par des injections boriquées. Il y a huit jours, l'apophyse est devenue douloureuse et s'est progressivement tuméfiée avec persistance de l'otorrhée.

Lorsque l'enfant est présenté à la consultation, l'abcès s'est ouvert de la veille. On note qu'il existe encore de l'impétigo du cuir chevelu.

Opération le 25 juillet 1897. Après incision des téguments on constate, immédiatement en arrière de l'épine de Henle, une fistule que l'on circonscrit par quatre coups de ciseau. L'os paraissant très dur, on se reporte vers la caisse qui est ouverte par le procédé de Stacke. Après avoir fait sauter le mur de la logette, on introduit le protecteur dans l'aditus qui est perméable mais très étroit, et l'on pénètre, après avoir fait sauter la partie correspondante du conduit jusque dans l'antre extrêmement petit, environné d'os éburné.

Pas de température le lendemain de l'opération, mais on note de la paralysie faciale.

Pansements réguliers. — Le 25 septembre, après le pansement l'enfant fut pris de frissons et de céphalée violente. Il est conduit le lendemain dans le service et l'on note alors un érythème frontal avec œdème de la face produisant l'occlusion presque totale des paupières. La région rétro-auriculaire est indemne.

L'enfant passe aux douteux, le 27, avec un érisypèle bien caractérisé. On note alors qu'à partir de ce moment, la suppuration jusque-là extrêmement abondante devient à peu près nulle. La cavité rétro-auriculaire sembla s'épidermiser, la mèche à chaque pansement était retirée presque sèche.

Le 26 octobre, l'enfant revenait se faire panser dans le service et, peu après, la suppuration redevenait presque aussi abondante que primitivement.

En juin 1898, la plaie était en excellent état. L'antre et la caisse sont largement ouverts, bourgeonnent peu et sont en grande partie épidermisés. La quantité de pus est minime et n'imbibe même pas complètement la mèche dans l'intervalle des pansements.

La paralysie faciale s'est beaucoup améliorée, elle est à peu près invisible quand la figure est au repos. La paupière s'abaisse complètement.

Dans les apophyses scléreuses types, où l'écartement des deux tables de l'os est nul, apophyses dangereuses par suite de la proximité du sinus avec le conduit, l'antre, réduit à son minimum, ne présente aucun rapport avec l'apophyse, en avant de laquelle il est situé ; la ligne transversale limitant sa face postérieure vient couper la paroi postérieure du conduit un peu en avant de son extrémité externe, l'apophyse se divise en deux zones, antérieure répondant au sinus, postérieure ou cérébelleuse. Qu'on jette les yeux sur la figure 39. Quel que soit le mécanisme invoqué, il est impossible d'admettre la propagation de l'infection de l'oreille moyenne à l'apophyse complètement distinctes et sans rapport aucun l'une avec l'antre. Nous arrivons ainsi à cette conclusion importante : *dans les apophyses scléreuses où le sinus est directement adossé au conduit, il ne peut y avoir d'accidents apophysaires.*

Or, en pratique, il faut considérer deux ordres de cas dont la différenciation est absolument nette. L'intervention est motivée : 1° par des lésions apophysaires avec ou sans accidents de propagation, méningés ou autres ; 2° par des accidents de propagation sans qu'il existe de lésions apophysaires concomitantes.

La mastoïdite suppurée, et c'est à dessein que nous employons ce terme général qui a l'avantage de ne rien préjuger de la nature des lésions, exige des rapports à peu près fixes de l'antre, à savoir que sa paroi externe doit se trouver en rapport avec la paroi postérieure du conduit et son extrémité avec une portion de l'apophyse. C'est dire qu'elle se produit toujours dans une apophyse pourvue d'un système cellulaire plus ou moins développé; que cette apophyse soit pneumatique, ou en partie pneumatique et en partie diploïque, ou même complètement diploïque, l'antre et le sinus occupent des situations respectives fixes. Le quadrant antéro-supérieur répondant à l'antre peut être plus ou moins vaste, suivant que la paroi de ce dernier répond à un espace lacunaire plus ou moins développé, peu importe, *il existe.* Les conditions opératoires sont alors les suivantes : pour arriver jusqu'au sinus il faut traverser trois plans successifs : les deux tables de l'os, entre lesquelles se trouve interposé l'antre. Enfin, dans les apophyses pneumatiques, ces trois plans ne répondent pas seulement au point de la trépanation, mais mesurent comme étendue toute la largeur de l'apophyse. Le temps que l'on peut considérer comme dangereux, la trépanation de la table externe qui constitue le premier de ces plans, parce que l'on ne possède pas encore, par rapport au sinus, de point de repère fixe, n'existe pas ici. En effet, ce plan franchi, on tombe immédiatement dans l'espace cellulaire qui constitue la cavité même de l'abcès. Dès ce moment il est facile, en introduisant le protecteur par l'ouverture effectuée, de faire sauter sur lui tout ou partie de la paroi externe de l'apophyse, tout en se protégeant ainsi contre une échappée possible du ciseau. Lorsqu'on procède ensuite au curetage de l'espace cellulaire, on est encore séparé du sinus par toute l'épaisseur de la table interne qui est, en général, sensiblement égale à celle de l'externe. A ce moment, d'ailleurs, le chirurgien doit être fixé sur la situation exacte du sinus qu'il sait répondre à la partie postérieure de cet espace. La blessure du sinus dans ces conditions, si elle vient à se produire, est entièrement imputable à l'opérateur.

La recherche de l'antre est évidemment beaucoup plus délicate dans les apophyses uniquement constituées par du tissu diploïque pur. Cette difficulté que l'on éprouve à pénétrer jusqu'à lui ne provient pas de sa profondeur anormale, elle est toujours sensiblement égale pour un même âge, mais résulte de la structure même de l'apophyse. Dans l'opération de Schwartze, une fois la corticale franchie on pénètre, non pas dans l'antre, mais dans les cellules mastoïdiennes. Les minces cloisons osseuses qui les séparent s'effondrent facilement sous le protecteur allant à sa recherche; celle-ci se trouve encore facilitée, dans le cas d'abcès mastoïdien, par la nécrose et la disparition plus ou moins complète de ces cloisons. Au contraire, dans l'apophyse diploïque, la corticale franchie, l'on trouve un tissu résistant, qui saigne en nappe, de telle sorte que le champ opératoire se trouve constamment masqué par cette hémorragie rebelle. Pour arriver à l'antre, il faut ainsi franchir un espace dont l'épaisseur, suivant l'âge, varie entre 5 et 15 millimètres. Il suffit d'avoir rencontré de telles apophyses à l'amphithéâtre, où cependant le manuel opératoire se trouve facilité par l'absence d'hémorragie, pour se rendre compte de la difficulté qu'on éprouve à pénétrer jusqu'à l'antre. On doit y renoncer assez souvent, et, la pièce enlevée, on constate, avec étonnement, combien les fausses routes sont faciles et fréquentes. Il suffit pour les éviter et être sûr d'arriver au but de se rappeler que la paroi externe de l'antre est constituée par la paroi postéro-supérieure du conduit; en cheminant immédiatement derrière elle, on peut avoir la certitude presque absolue d'éviter tout accident opératoire.

Lorsqu'il n'existe pas de lésions apophysaires le chirurgien est-il autorisé à pratiquer l'opération de Schwartze? Nous rangeant complètement à l'avis de notre maître M. Broca [1], nous n'hésitons pas à répondre par la négative. Il est parfaitement exact que l'on peut, dans bien des cas, rencontrer une apophyse pneumatique; toutefois, l'absence de signes permettant de conclure, en toute certitude, à la suppuration des cellules doit déjà nous mettre en éveil sur la possibilité de leur non-existence.

(1) *Bulletin de la Société de chirurgie*, XXIII, mai 1897.

Lorsqu'il s'agit d'otite chronique, et qu'il n'existe pas de lésions apophysaires, le choix ne saurait être douteux. Pourquoi partir de l'apophyse qui, tout au moins en apparence, semble indemne, alors que l'opérateur sait pertinemment que l'ouverture seule de l'antre sera insuffisante et que, en tout état de cause, pour que l'opération soit complète, et par suite efficace, il viendra presque fatalement aboutir à la caisse ? C'est courir, bien inutilement, le risque de ne pouvoir parvenir à l'antre ou de blesser le sinus, alternatives l'une et l'autre fâcheuses puisqu'elles mettront le chirurgien dans la nécessité ou d'arrêter l'opération ou, s'il veut parvenir jusqu'à l'antre, d'abandonner l'apophyse pour se reporter vers la caisse. Enfin, lorsque l'intervention est motivée par des complications endo-craniennes, l'objectif prévu n'est pas l'ouverture de l'espace cellulaire, mais l'exploration de la paroi supérieure de l'antre en rapport avec la fosse cérébrale et de la paroi postérieure en rapport avec le sinus et le cervelet. Le procédé de choix est donc celui qui nous donne la certitude de pouvoir pratiquer cette exploration avec le minimum d'aléa opératoire possible. Or, en vertu de cet axiome, justement émis par M. Broca, *qu'il faut partir du connu pour arriver au possible*, n'est-il pas infiniment plus simple de débuter par le point où il existe une lésion visible, patente, la caisse ; puis de là, suivant les lésions de proche en proche et à mesure qu'elles se présentent aux yeux de l'opérateur, de n'arriver à l'antre que secondairement ? Par la situation même de l'antre, toujours antérieur par rapport au sinus, quelle que soit la structure de l'apophyse, ce dernier ne saurait être blessé, d'autant plus qu'en commençant à faire sauter sur le protecteur la paroi postérieure du conduit, pour mettre à jour l'aditus, le chirurgien se trouve immédiatement averti de la structure scléreuse de l'apophyse par la dureté anormale de l'os et l'absence des cellules limitrophes.

La question est évidemment plus complexe lorsqu'il s'agit de cas aigus. Mais de tels cas doivent être bien rares puisque sur plus de 200 observations nous n'en avons pas trouvé un seul. Les accidents endo-craniens accompagnés de manifestations apophysaires, coïncidant avec une otite aiguë ou subaiguë, sont déjà exceptionnels; ils résultent en général de la rétention ou du mauvais écoulement du pus et disparaissent, presque toujours, à la suite de l'ouverture simple de l'antre. Pour notre part, nous avons vainement cherché des observations d'accidents endo-craniens apparaissant au début d'une otite et non accompagnés de manifestations apophysaires.

En fait, il est évident que de tels cas peuvent se produire ; ils nous paraissent d'ailleurs également justiciables de l'opération de Stacke, car c'est la seule qui permette d'avoir, en toute sécurité, l'assurance de parvenir jusqu'à l'antre et de pouvoir explorer le plancher de la fosse cérébrale moyenne.

Quant à l'objection qui pourrait être tirée de l'ouverture de la caisse et de la diminution consécutive de l'acuité auditive, résultant de l'ablation de la membrane et des osselets, alors que, dans les cas aigus, la simple ouverture de l'antre suffit, presque toujours, à faire disparaître les accidents, elle est, croyons nous, de valeur très relative.

Il est de règle qu'une otite aiguë s'accompagne d'une diminution de l'acuité auditive, par cicatrices, adhérences, etc. Cette diminution n'est pas fatalement subordonnée à la durée de la maladie. Dans de telles conditions, et si l'épidermisation consécutive de la caisse est bien dirigée, il n'est pas prouvé que cette acuité auditive soit nécessairement très inférieure à ce qu'elle eût été si l'on eût respecté la caisse et les inconvénients qui pourraient résulter du choix de cette méthode, dans ces cas particuliers, ne sauraient entrer en ligne de compte avec les dangers courus par le malade.

CONCLUSIONS

Pour formuler brièvement nos conclusions, nous croyons que le chirurgien, pour se mettre autant que possible à l'abri d'accidents opératoires résultant des variétés de structure de l'apophyse, doit se laisser uniquement guider par les symptômes objectifs. L'opération de Schwartze s'impose lorsqu'il existe des lésions apophysaires; tous les autres cas sont justifiables de l'opération de Stacke.

CHAPITRE IV

DU FACIAL

Quelle que soit la méthode employée, lorsqu'elle n'est pas seulement limitée à la caisse, mais a encore pour but, en faisant disparaître la paroi postéro-supérieure du conduit, de réunir ces deux cavités en une seule, directement accessible à la vue et au toucher, il peut survenir, au cours de l'opération, un accident dont les conséquences, si elles ne sont pas aussi immédiates que celles de l'ouverture du sinus, n'en sont pas moins fâcheuses, c'est la section du facial. Les rapports, qu'affecte avec l'oreille moyenne le canal osseux dans lequel il est logé, sont intéressants à délimiter, car ils présentent une fixité à peu près absolue et ne varient guère avec l'âge. Mais ici nous serons bref; mieux que toute description, les figures des coupes effectuées dans des plans différents nous donnent une idée très nette de ces rapports.

On sait que le nerf facial présente, dans son trajet à travers le rocher, trois changements successifs de direction. Après avoir pénétré par le trou auditif, il se porte en avant perpendiculairement à l'axe du rocher, puis, au niveau du ganglion géniculé, se coude brusquement pour se diriger en arrière et en dehors, parallèlement à cet axe; après un trajet de 10 à 11 millimètres, il s'infléchit de nouveau pour se porter verticalement en bas et venir sortir par le trou stylo-mastoïdien. Seules la seconde et la troisième portion du nerf présentent un intérêt pour nous ; ce sont celles que nous envisagerons dans leur rapport avec l'oreille moyenne.

Elles décrivent un arc de cercle à concavité inférieure. Sur une première coupe verticale, pratiquée dans le plan même de l'oreille moyenne et de façon à raser la paroi interne de la caisse, il est facile d'examiner la direction générale du canal osseux du facial (fig. 45 et 48).

Relativement à sa situation vis-à-vis de la paroi interne de la caisse, on voit qu'il se dirige en arrière et légèrement en bas, de façon à passer au-dessus de la fenêtre ovale, en avant du canal demi-circulaire transverse dont il reste distant de 1 millimètre environ. A ce niveau, et par rapport à la fenêtre ovale, il est situé sur un plan plus externe, de telle sorte que la dépression infundibuliforme occupée par elle se trouve limitée, en bas par le promontoire, en haut et en arrière par la paroi extrêmement mince du canal du facial (fig. 46 et 47). Sa paroi externe au niveau de la caisse est également très mince, présentant fréquemment de petits pertuis extrêmement ténus ; quelquefois même elle est incomplète.

C'est au niveau et un peu en arrière de la fenêtre ovale, qu'il contourne, que son inflexion s'accentue ; il se porte progressivement en arrière et en bas, puis directement en bas. Cette portion descendante se trouve profondément logée dans un bloc de tissu compact, qui, sur une coupe verticale, apparaît exactement interposé entre la caisse, dont il constitue la paroi postérieure, et les cellules mastoïdiennes, les séparant nettement l'une de l'autre (fig. 46). Ce bloc de tissu compact présente la direction même du canal du facial et répond par sa partie supérieure à l'oreille interne. Cette partie, qui constitue la paroi interne de l'aditus, se trouve occupée par les canaux semi-circulaires, la portion horizontale du canal du facial repoussée en bas et en avant présente à ce niveau, avons-nous dit, une paroi d'une minceur extrême ; mais, à mesure qu'il s'infléchit, il pénètre plus profondément dans ce tissu osseux qui ne répond plus seulement à la paroi interne de la caisse mais également à sa paroi postérieure, et qui finit par lui constituer une enveloppe épaisse de 1 à 2 millimètres.

Cette portion descendante n'est pas exactement située dans le plan de la portion horizontale, par rapport à celle-ci, elle est située dans un plan plus externe, ainsi qu'il est facile de s'en assurer par une coupe transversale et verticale perpendiculaire à la face externe du temporal (fig. 47). Abandonnant la paroi interne de la caisse, à son point d'union avec la paroi postérieure, il parcourt obliquement cette dernière de haut en bas et de dedans en dehors. De sorte que, si l'on imagine deux plans verticaux, représentés, le premier par la paroi interne de la caisse et le second par la membrane du tympan, on constate que la première moitié est située entre ces deux plans et la seconde en dehors du plan tympanal. Le point d'intersection du trajet du nerf et du plan tympanal répond environ au tiers inférieur de ce dernier(fig. 47-1-2).

Le point capital et qui ressort nettement de l'examen de ces figures, c'est que la paroi externe de l'oreille moyenne ne présente, à proprement parler, aucun rapport avec le nerf facial. Elle peut être enlevée tout entière sans que l'opérateur se trouve en contact immédiat avec lui. Qu'on examine attentivement la figure (47) et l'on se convaincra facilement qu'on a toute latitude pour faire sauter la paroi postéro-supérieure du conduit sans risquer d'atteindre le nerf ; à une condition cependant, c'est que la brèche osseuse, tout en ayant à sa partie externe la largeur qu'on jugera nécessaire de lui donner, mesurera exactement dans sa profondeur la hauteur de la paroi interne de l'aditus. Toute tentative, ayant pour but son élargissement vers son plancher, aura fatalement pour conséquence la section du nerf qui, à ce niveau, commence son trajet oblique. Il suffit de se rappeler que, dans sa moitié inférieure, la portion descendante du facial croise, au niveau de sa partie déclive, le plan passant par la membrane pour lui devenir externe.

Mais ce n'est pas, à notre avis, dans sa portion descendante que l'on blesse le nerf ; sur ce point il est profondément situé et protégé par une couche épaisse de tissu compact ; en outre, il résulte de la disposition même de l'oreille moyenne, et de la situation élevée de l'aditus, que le chirurgien se trouve obligé d'attaquer non pas la paroi postérieure du conduit tout entière, mais la paroi postéro-supérieure, laissant indemne la moitié inférieure, qui au voisinage de l'orifice tympanal, correspond à ce tissu compact dans lequel se trouve logé le facial et qui, par suite de sa structure scléreuse, ne présente guère de lésions. Quoi qu'il en soit, il faut retenir ce point que le chirurgien, s'il a toute liberté pour faire disparaître en totalité, s'il le juge nécessaire, la paroi postérieure du conduit dans sa partie externe, ne doit intervenir que sur sa moitié supérieure au voisinage immédiat de l'orifice tympanal et qu'il doit laisser interposé entre la caisse et les cellules mastoïdiennes un bloc de tissu osseux de 4 à 5 millimètres de large, prolongation de la paroi postérieure de la caisse, et qui, sur un plan vertical oblique en bas et en dehors, semble continuer la paroi interne de l'aditus.

C'est, croyons-nous, pendant le curetage de la caisse que l'on blesse le plus souvent le nerf. C'est également pour cette raison qu'il est de règle de voir, au bout d'un temps plus ou moins long, la paralysie s'améliorer, car dans ces conditions la section du nerf n'est jamais complète. Au contraire, lorsque le nerf est coupé dans sa portion descendante, il est rare de voir survenir cette amélioration. Il existe, en effet, un point dangereux, situé en arrière de la fenêtre ovale (fig. 46, 47), presque à l'union de la paroi interne et de la paroi postérieure de la caisse, en avant et au-dessous de l'orifice de l'aditus, au moment où le nerf s'infléchit pour se porter en bas et en dehors. A ce niveau, le canal du facial fait une légère saillie, d'autant plus appréciable qu'en avant d'elle se trouve l'infundibulum de la fenêtre ovale; la curette, après avoir rencontré le promontoire, tombe dans cet infundibulum et accroche la saillie du canal. C'est à ce niveau qu'il faut se garder d'agir avec violence, car cette saillie correspond au point où la paroi du nerf est le plus mince et parfois même incomplète.

CHAPITRE V

LES DIFFÉRENTS PROCÉDÉS OPÉRATOIRES

Au point de vue de sa situation, l'antre présente à considérer deux faces et deux extrémités. Une face externe, ou plutôt antéro-externe, qui répond à la paroi postéro-supérieure du conduit ; une face postéro-interne répondant à la face postérieure du rocher, une extrémité antérieure occupée par l'orifice de l'aditus, une extrémité postérieure en rapport avec l'apophyse. Cette disposition se conçoit aisément si l'on se rappelle que l'oreille moyenne se trouve située, par rapport à la face externe du temporal, sur une ligne oblique de dedans en dehors et d'arrière en avant, dont l'extrémité antérieure est représentée par l'orifice de la trompe et l'extrémité postérieure par la partie terminale de l'antre ; de sorte que l'extrémité antérieure de l'antre, au niveau de laquelle siège l'orifice de l'aditus, se trouve à une profondeur plus grande, mesurée par toute la longueur de la paroi postérieure du conduit, que l'extrémité postérieure, ordinairement plus ou moins voisine de la surface de l'apophyse.

Deux de ces parois nous sont accessibles : l'antéro-externe et l'extrémité postérieure. De là deux procédés opératoires pour pénétrer jusqu'à l'antre : 1° par le conduit; 2° par l'apophyse.

L'ouverture par le conduit, dont les protagonistes furent von Troeltsch et Karl Wolf, est à peu près abandonnée aujourd'hui. Elle présente, en effet, des inconvénients multiples. Pour attaquer la paroi externe de l'antre, de manière à pénétrer dans celui-ci, le ciseau doit être appliqué plus ou moins perpendiculairement à la paroi postérieure du conduit; il est donc nécessaire de récliner fortement le pavillon et les parties molles du conduit en avant; malgré ces précautions, on est constamment gêné par leur présence et l'on agit malaisément au fond d'une plaie profonde, mal éclairée et nécessairement étroite. De plus, s'il est exact, en théorie, qu'en agissant ainsi on s'éloigne du sinus, en fait cette assertion est complètement fausse, car le ciseau dirigé en arrière se trouve agir à peu près perpendiculairement à la paroi du sinus. Il est vrai, par contre, qu'on lui a fait des reproches immérités, tels que ceux d'exposer plus facilement à la blessure du facial et de ne pas être faite en un point déclivé, ce qui est faux. Si dans la profondeur et au voisinage immédiat de la membrane, le facial se trouve en rapport avec la paroi postérieure du conduit, il ne faut pas oublier que celle-ci, à ce niveau, constitue non pas la paroi externe de l'antre, mais se trouve située au-dessous de l'aditus (fig. 46 et 47). Or, le point de trépanation par le conduit, lorsqu'on veut qu'il réponde à l'antre, doit être limité aux deux tiers postérieurs de la paroi du conduit et dirigé, non pas perpendiculairement à celle-ci, mais obliquement en arrière, en dedans, et légèrement en haut ; le trajet du facial lui reste donc interne et il est facile ensuite de faire sauter sur le protecteur, qui se trouve garantir le facial dans la profondeur, tout ou partie de l'apophyse.

Mais les inconvénients de ce procédé tiennent bien moins à la difficulté du manuel opératoire qu'aux conséquences ultérieures de l'opération. Celle-ci terminée, on obtient une plaie profonde, étroite, difficile à explorer et surtout à maintenir ouverte, douloureuse par suite à panser et, lorsqu'elle est tamponnée à la gaze, la paroi postérieure molle du conduit vient s'accoler à l'antérieure, d'où atrésie consécutive du conduit, ce qui est un résultat déplorable.

Récemment, M. Cozzolino, de Naples [1], a décrit un manuel opératoire qui nous semble certainement le plus pratique des procédés d'ouverture de l'antre par le conduit. Après avoir attaqué la paroi postérieure dans la direction précédemment indiquée et être parvenu à l'antre, M. Cozzolino fait disparaître la portion correspondante de l'apophyse. C'est exactement l'inverse du procédé de Küster, mais les inconvénients précédemment indiqués n'en subsistent pas moins et suffisent, croyons-nous, à la faire rejeter.

La préférence doit donc être donnée à la voie rétro-auriculaire qui est la plus directe et présente ce précieux avantage pour le chirurgien, qu'il a constamment sous les yeux le champ opératoire.

Nous n'avons pas à décrire ce procédé. On sait que le point d'élection répond au quadrant antéro-supérieur de l'apophyse et qu'il est représenté par un quadrilatère de 5 millimètres de côté chez l'enfant, de 1 centimètre carré chez l'adulte et situé au niveau de la spina supra meatum,

---

(1) *Nuovo metodo mastoïdotomia radicale* (antéro-latérale), 1896.

à 5 millimètres en arrière du bord du conduit[1]. Ce procédé présente cependant un inconvénient : il ne répond pas toujours exactement à l'antre, mais se trouve, le plus ordinairement, situé à sa limite ainsi qu'il est facile de s'en assurer par examen des figures 49 et 50. Le fait est sans importance quand on a affaire, ce qui est le cas le plus fréquent, à des apophyses plus ou moins pneumatiques dans lesquelles l'antre est toujours entouré d'une zone cellulaire appréciable ; le plus souvent, en effet, les dimensions de l'antre se trouvent sensiblement accrues dans le cas d'abcès mastoïdien par nécrose de ces parois cellulaires de sorte que, la corticale franchie, on tombe directement dans la cavité de l'abcès. Cet inconvénient est beaucoup plus marqué lorsque l'on a affaire à des apophyses diploïques. Si l'antre est volumineux, le trait antérieur limitant le point de trépanation passe légèrement en avant de sa partie terminale ; mais, lorsqu'il est petit, il lui demeure postérieur et le chirurgien, s'il n'a pas une grande habitude de ce genre d'opération et ne sait pas que c'est en avant du point de trépanation qu'il faut, dans ces cas, rechercher l'antre, arrive à la table interne après avoir franchi le tissu diploïque interposé, sans rencontrer la collection intra-apophysaire qui se trouve limitée à l'antre. Même avec une connaissance approfondie de la région et du manuel opératoire, il est encore possible de ne pas parvenir jusqu'à lui puisque nous possédons deux observations où l'antre ne fut pas trouvé. Nous avons publié l'une d'elles dans le cours de ce travail (observation VIII) ; la seconde identique à la première a été publiée antérieurement[2] et, coïncidence curieuse, il s'agissait du frère et

(1) Broca et Lubet-Barbon. *Loc. cit.*
(2) Thèse de Collinet, 1896-1897.

de la sœur. Or, l'existence de l'antre est constante, ses variations de situation sont exceptionnelles et ne se rencontrent que dans les apophyses scléreuses dont le type répond à la figure 38. Ce qui change, ce sont ses dimensions et la nature du tissu qui l'environne. Dans l'apophyse pneumatique, où il se confond plus ou moins avec les cellules qui l'environnent, ses limites sont souvent à peu près impossibles à fixer, l'apophyse est occupée par une vaste cavité incomplètement cloisonnée ; dans l'apophyse diploïque, au contraire, il est fréquemment petit et il est rare qu'il s'étende à plus de 4 ou 5 millimètres en arrière de la spina, il reste donc antérieur dans ces cas au point de trépanation. C'est un fait que nous avons pu contrôler fréquemment à l'amphithéâtre où il n'est pas rare, en se conformant au manuel opératoire classique, de ne pas parvenir jusqu'à l'antre.

M. Duplay[1], dans son mémoire sur l'apophyse mastoïde, mentionne également que dans certains cas il est impossible de parvenir à l'antre et il conseille, après avoir pénétré à 1 centimètre et demi de profondeur environ, de s'arrêter, si l'antre n'a pas été trouvé. Ceci posé, nous croyons qu'en fait et quelle que soit la structure de l'apophyse, il est toujours possible de parvenir à l'antre par la voie apophysaire, et cela par un procédé bâtard qui participe tout à la fois de l'ouverture par l'apophyse et de celle par le conduit. Nous ne pouvons d'ailleurs préjuger de sa valeur pratique, ne l'ayant jamais expérimenté qu'à l'amphithéâtre.

La description de ce procédé est assez malaisée à faire ; nous prions donc de se reporter aux figures 49 et 50 qui

(1) *Loc. cit.*

permettent de le comprendre facilement [1]. Après incision des parties molles, on a soin de récliner assez fortement le pavillon en avant et de détacher les insertions du conduit, de façon à ce que la paroi postéro-supérieure osseuse apparaisse avec netteté. Le ciseau est alors appliqué un peu au-dessus et immédiatement en arrière de la partie la plus élevée de la paroi supérieure du conduit, au-dessous de la linea temporalis et parallèlement à celle-ci, on pénètre d'emblée à 2 ou 3 millimètres de profondeur. Le trait postérieur, perpendiculaire au premier, se trouve situé sur le prolongement du bord antérieur de l'apophyse et très légèrement en arrière du bord postérieur du conduit. On limite ainsi un espace triangulaire, repondant exactement à l'antre, dont la base, légèrement courbe, répond à l'extrémité de la paroi supérieure du conduit et dont l'aire comprend l'épine de Henle et la fossette rétro-spinale. Pour limiter le trait antérieur, on applique le ciseau perpendiculairement à l'extrémité du trait supérieur et en le tenant de façon que seul l'angle le plus rapproché de ce trait vienne mordre la paroi postéro-supérieure oblique. Au fur et à mesure que l'on pénètre plus profondément, son coupant vient mordre une portion plus étendue de cette paroi. On agit de même pour le trait inférieur perpendiculaire au postérieur. Lorsque l'on a pénétré à une profondeur de 3 ou 4 millimètres environ, on incline légèrement le ciseau de bas en haut au niveau du trait supérieur, d'avant en arrière au niveau du trait

(1) La figure 50 est d'ailleurs assez inexacte. La pièce ayant été photographiée de biais, il en résulte que la surface de section est vue en raccourci ; par suite, cette surface se trouve diminuée d'étendue. Les deux points de trépanation se trouvent : le premier (classique) un peu trop en arrière et le second un peu trop rapproché de la caisse.

postérieur, et rien n'est plus facile que de faire sauter la lamelle répondant au point de trépanation qui est exactement situé au point de jonction de la face externe de l'antre, répondant au conduit, et de son extrémité postérieure, répondant à l'apophyse. On poursuit hardiment dans la profondeur jusqu'à ce qu'on l'ait rencontré, ce qui est immanquable.

Par suite de l'obliquité du conduit, ses deux tiers internes restent intacts. Le point de trépanation est exactement situé entre le facial et le sinus qui lui restent toujours l'un antérieur, l'autre postérieur. Une fois qu'on est parvenu, soit dans les cellules, soit dans l'antre, on introduit le protecteur et l'on fait sauter au ciseau la corticale de façon à agrandir la trépanation en arrière. L'opération terminée, on a une cavité différant fort peu de celle qu'on obtient avec le procédé classique, sauf que la partie la plus externe de la paroi postéro-supérieure du conduit a disparu.

Il est inutile de dire que ce procédé ne peut être employé dans les premiers mois qui suivent la naissance pour la bonne raison que la paroi postérieure du conduit n'existe pas. Nous ignorons également s'il est pratique chez l'adulte, dont l'obliquité de la paroi postérieure du conduit est moindre.

NOTE EXPLICATIVE SUR LES FIGURES

Toutes les coupes que nous reproduisons ont été effectuées sur des pièces sèches. C'est le seul procédé qui permette de se rendre compte du genre de structure du temporal. En effet, si l'on pratique des coupes sur des pièces fraîches, on obtient, au niveau du plan de section, une bouillie qui s'oppose à l'examen et empêche tout au moins de voir les détails avec netteté.

Les coupes peuvent être effectuées dans trois plans différents :

1° Dans un plan horizontal antéro-postérieur.

Pour avoir un point de repère fixe, permettant d'obtenir toujours une section passant au même niveau, nous avons choisi l'épine de Henle. Une coupe passant par elle, immédiatement au-dessus du conduit, permet tout à la fois l'examen de l'antre, de l'aditus et de la partie la plus élevée de la caisse ou attique. A ce genre de coupes correspondent les figures 3, 29, 30, 31, 32, 33, 34, 35, 36, 37, 39.

On pratique ensuite une nouvelle coupe, 5 millimètres plus bas. Celle-ci sectionne directement le conduit dans son tiers supérieur environ et laisse voir par suite la direction de sa paroi postérieure. La caisse seule est visible, le trait de section passant au nouveau de l'apophyse au-dessous du plancher de l'antre (fig. 15, 16, 17, 18, 19, 20, 21, 22, 23, 24, et 38).

2° Dans un plan vertical et transversal perpendiculaire à la face externe du temporal.

On sectionne ainsi le conduit et la caisse par moitié. On aperçoit alors sur la coupe, correspondant à la moitié antérieure, le plan de section de la paroi externe de la fosse cérébrale moyenne, son plancher correspondant à la partie supérieure de la caisse et du conduit, enfin la moitié antérieure de la caisse et la paroi antérieure du conduit (fig. 4, 5, 6, 7, 8, 9, 10, 11, 12, 13, 14).

A l'examen de la moitié postérieure on aperçoit la paroi postérieure du conduit, la moitié postérieure de la caisse, l'orifice de l'aditus. On peut se rendre compte ainsi des rapports du facial avec l'aditus et la paroi postérieure du conduit (fig. 46 et 47). Sur ces deux figures la direction de la portion descendante du facial est indiquée par un trait noir.

Une seconde coupe effectuée plus en arrière, et dans un même plan parallèle, passant par l'épine de Henle, permet de se sendre compte des rapports de la fossette rétro-spinale avec les cellules limitrophes (fig. 27).

On peut ensuite effectuer de millimètre en millimètre des coupes successives qui, sectionnant l'apophyse de bas en haut, nous montrent tout à la fois ses rapports et son développement (fig. 40, 41, 42, 43, 44).

3° Dans un plan vertical oblique, passant, en avant, au niveau de l'orifice de la trompe et, en arrière, à 1 centimètre de la paroi postérieure du conduit.

Sur de telles coupes l'oreille moyenne nous apparaît tout entière (fig. 50). Et, en pratiquant des coupes successives parallèles, on peut se rendre compte aisément des rapports du facial (fig. 45 et 48).

Pl. I

Fig. 1
Sin.L.
NAISSANCE

Fig. 2
Antre
Aditus
Caisse
15. jours

Fig. 3
6 Mois
Sin.L.
Caisse
Aditus
antre

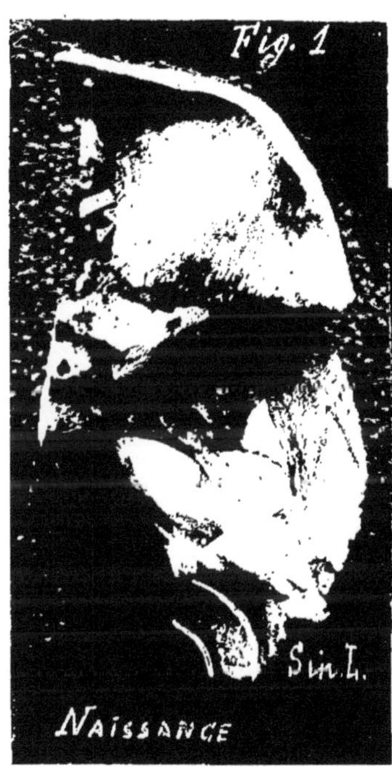

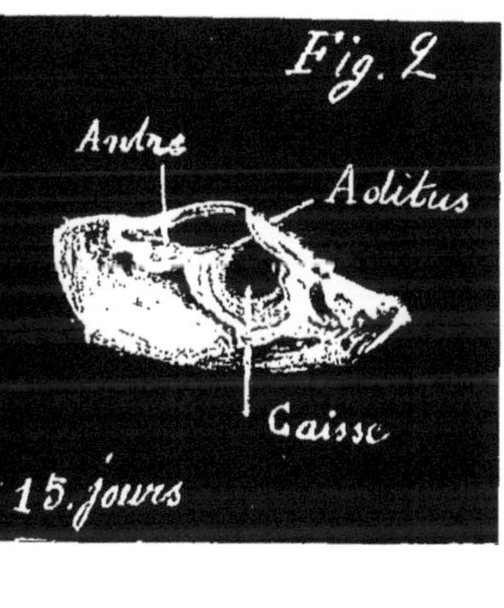

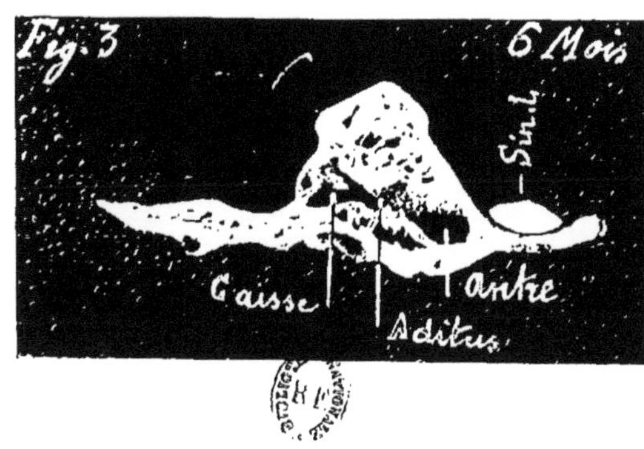

PL. II

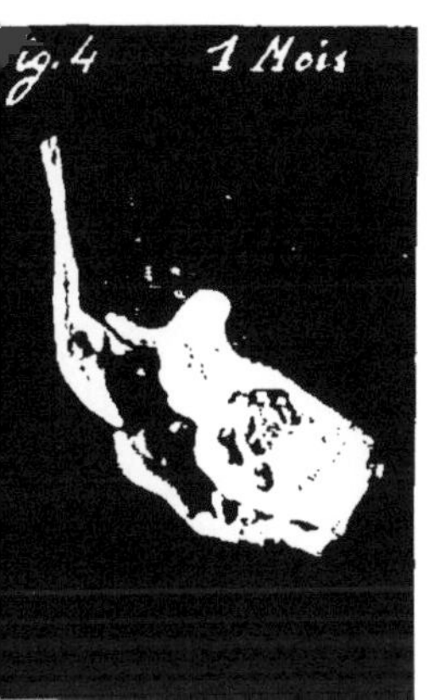

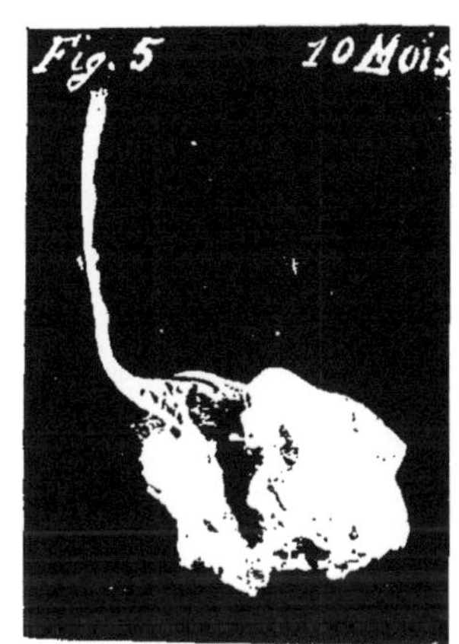

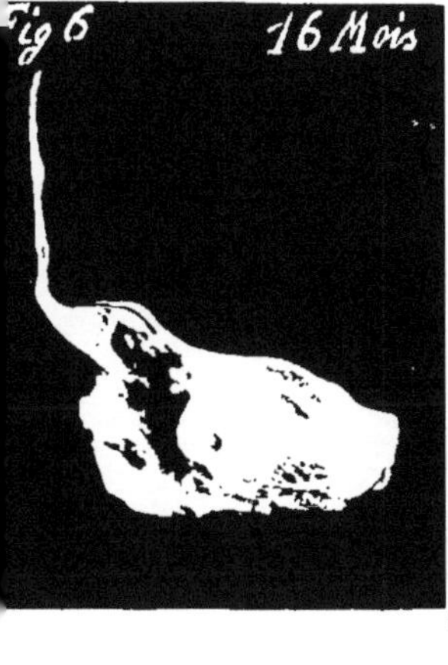

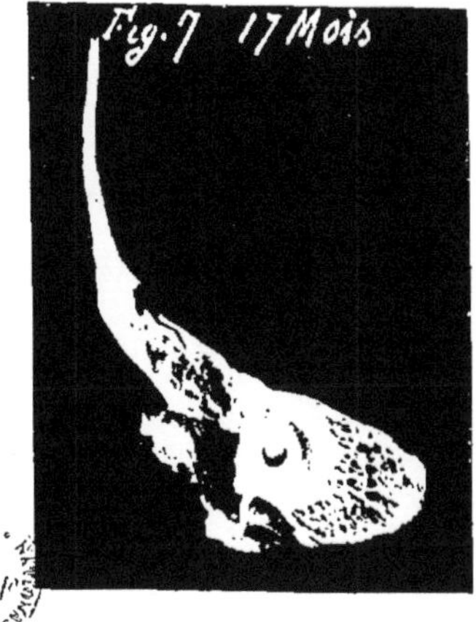

Pl. III

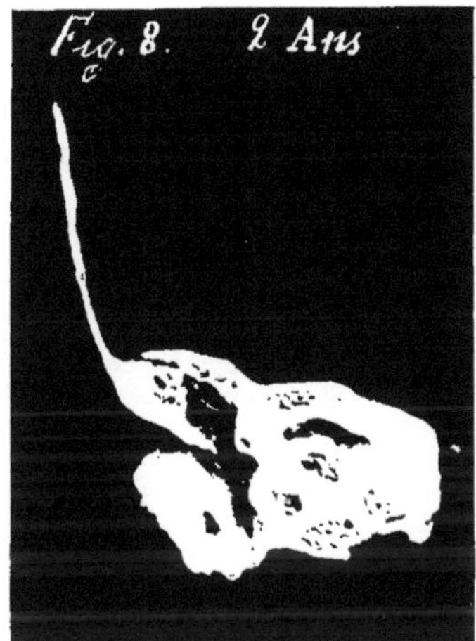

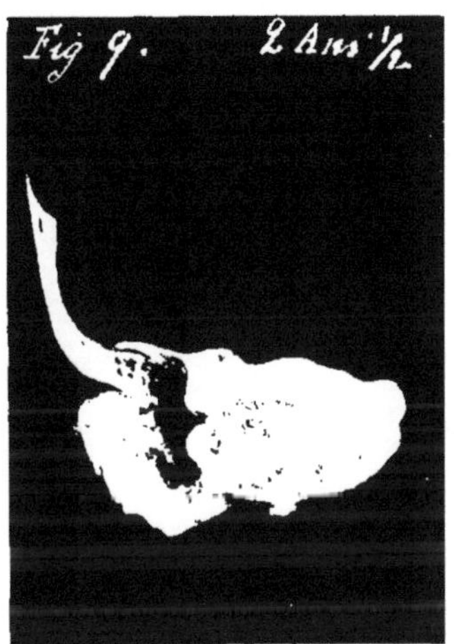

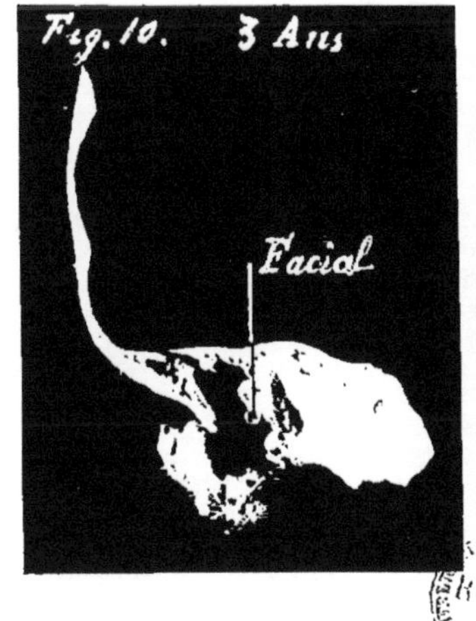

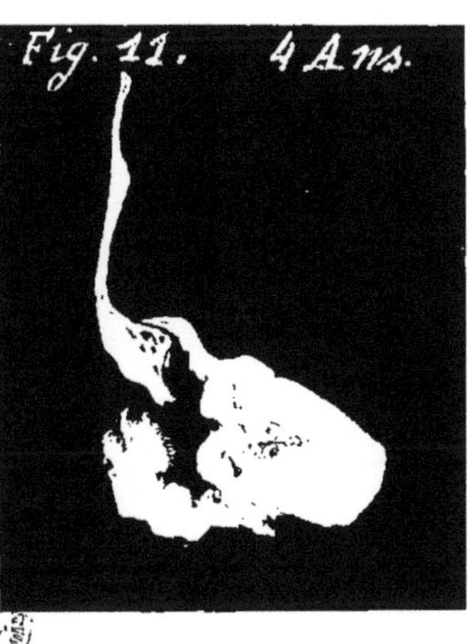

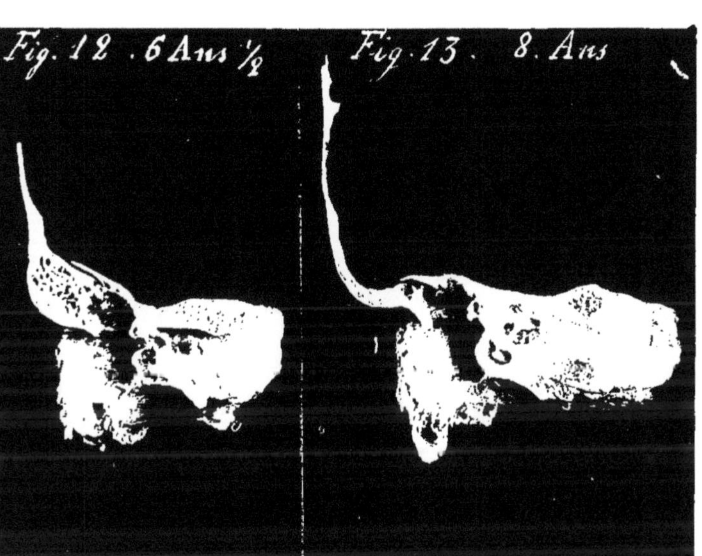
Fig. 12. 6 Ans ½
Fig. 13. 8. Ans

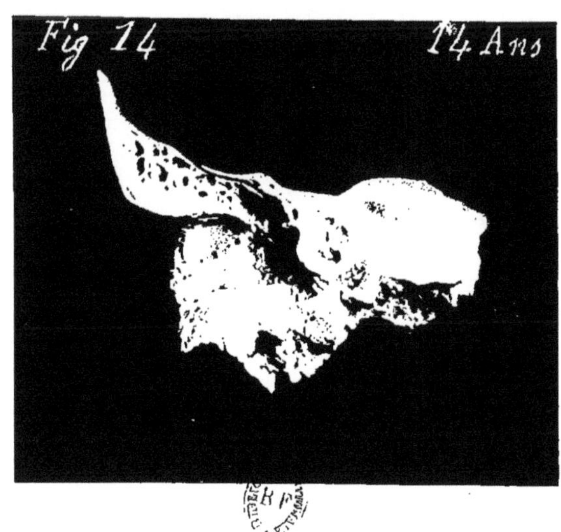
Fig 14
14 Ans

Pl. V

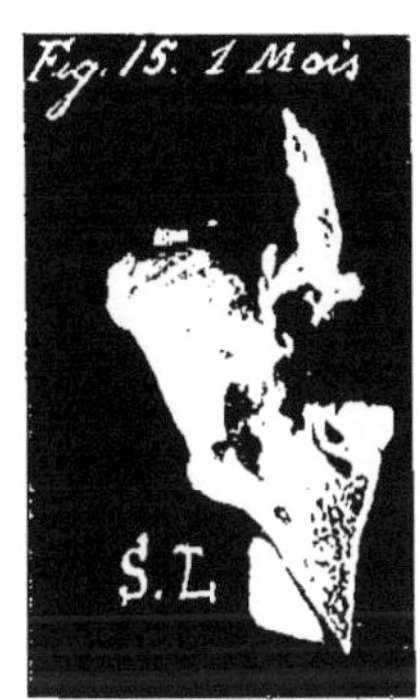

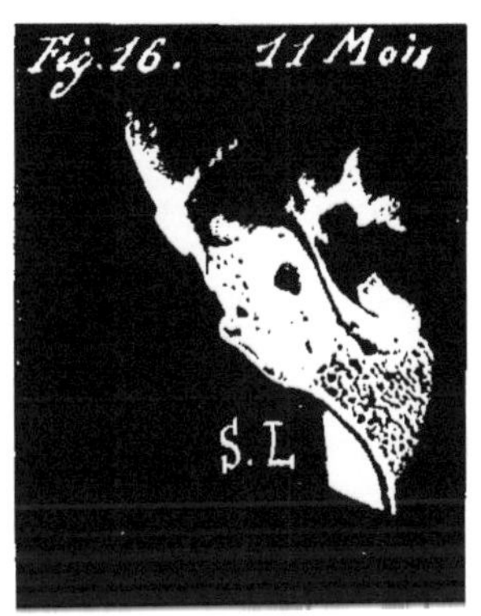

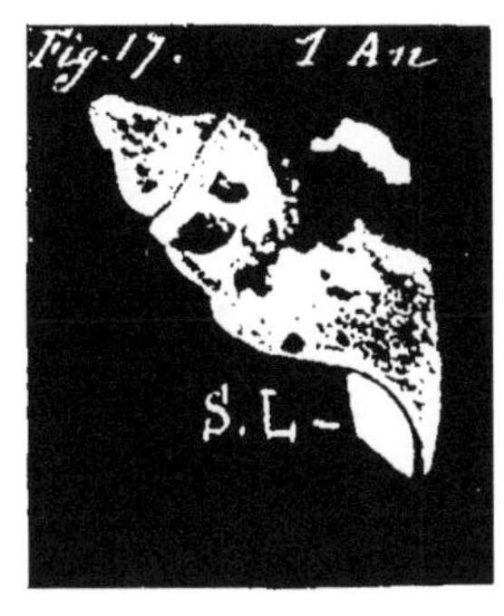

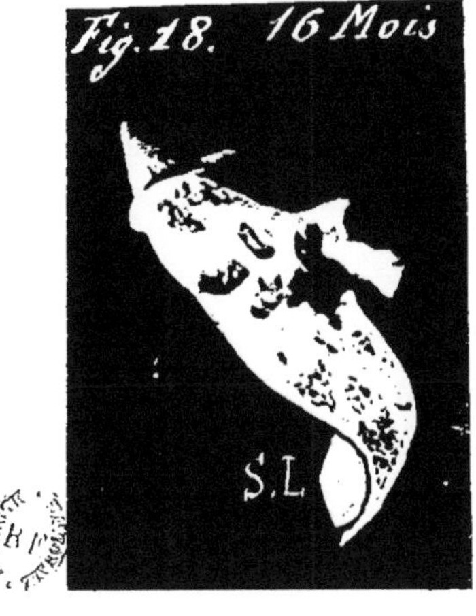

Pl. VI

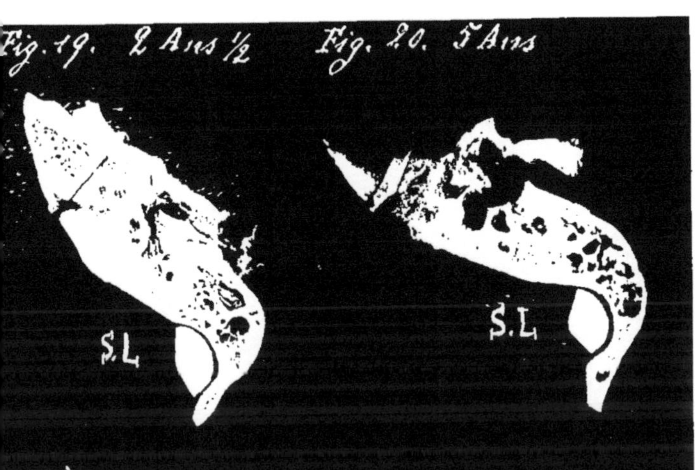

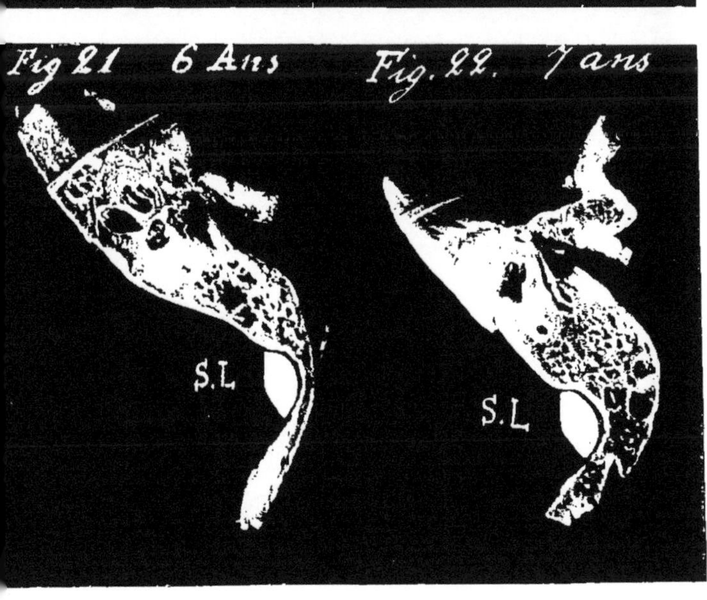

Pl. VII

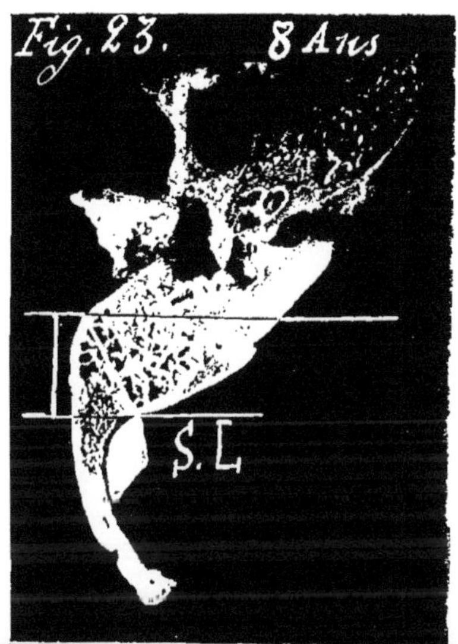

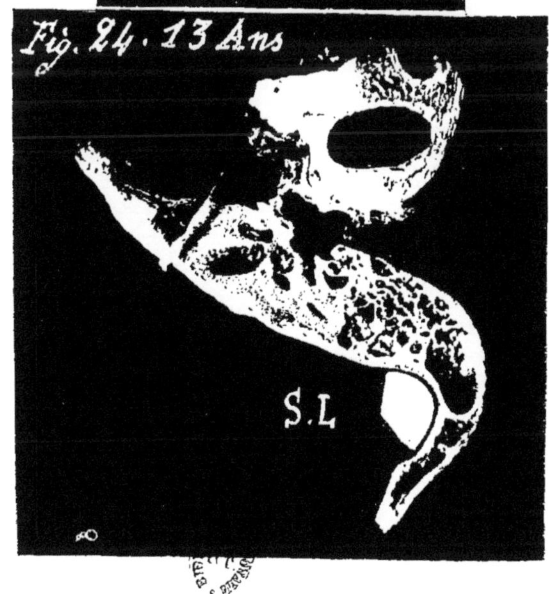

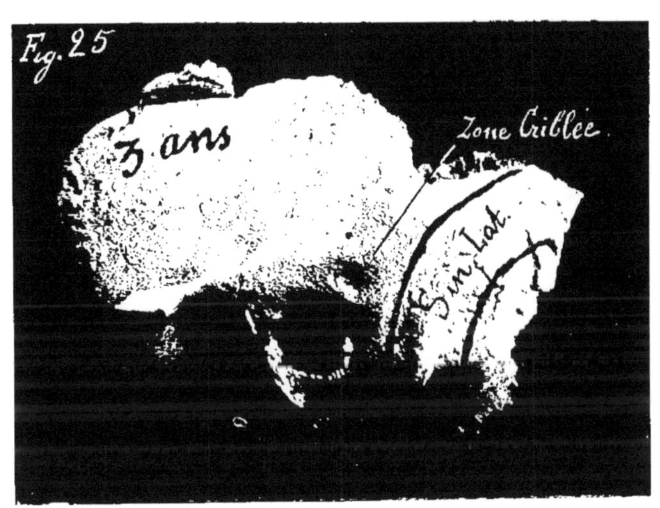
Fig. 25
3 ans
Zone Criblée
Sin. Lat.

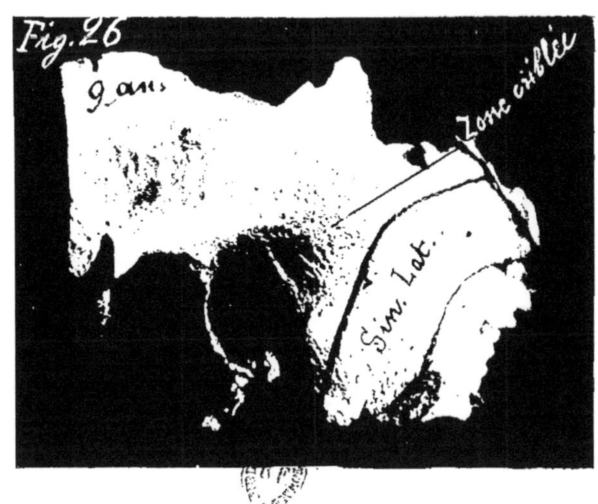
Fig. 26
9 ans
Zone criblée
Sin. Lat.
Sin. Lat.

Pl. IX

Fig. 27
14 Ans
14 Ans
Aditus
Cellules lim.
Epine

Fig. 28
8 ans
Cellules lim.
Epine
Cond. Av.
Caisse

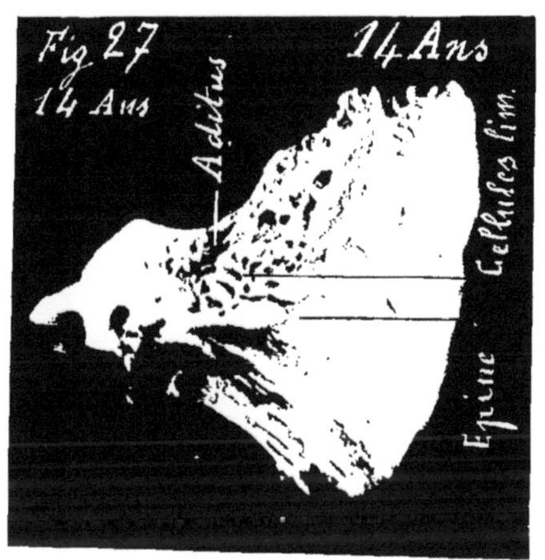

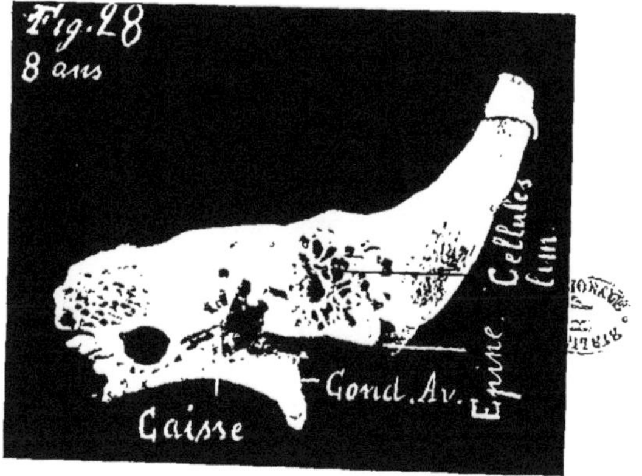

Pl. X

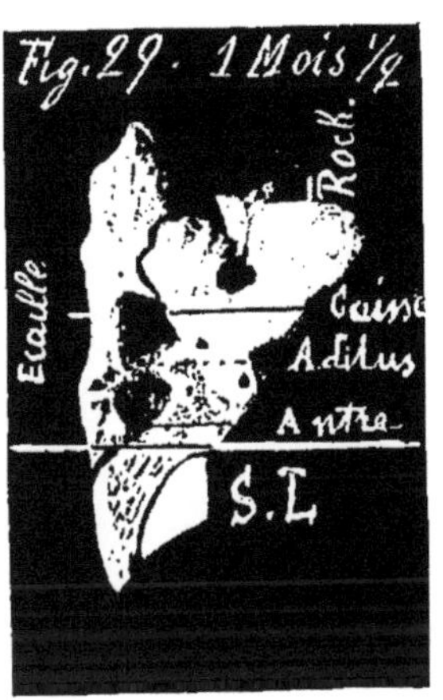

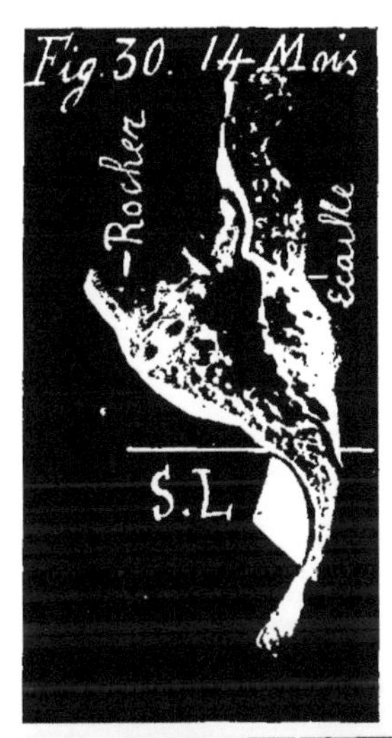

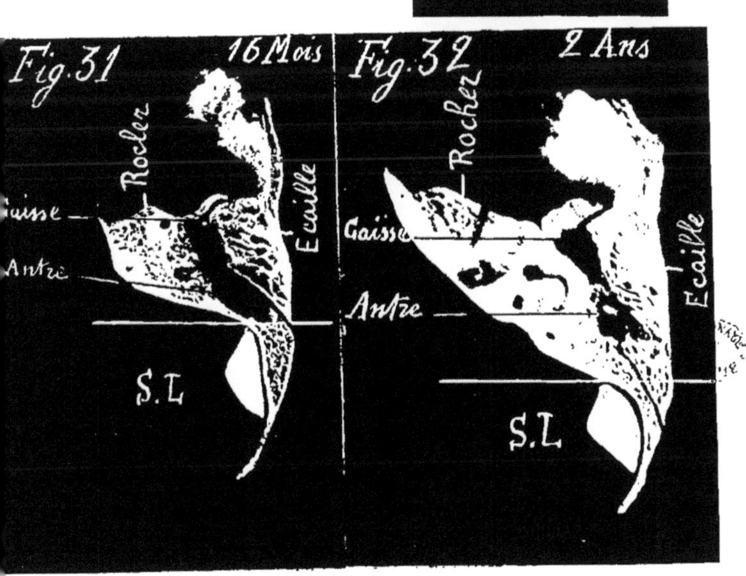

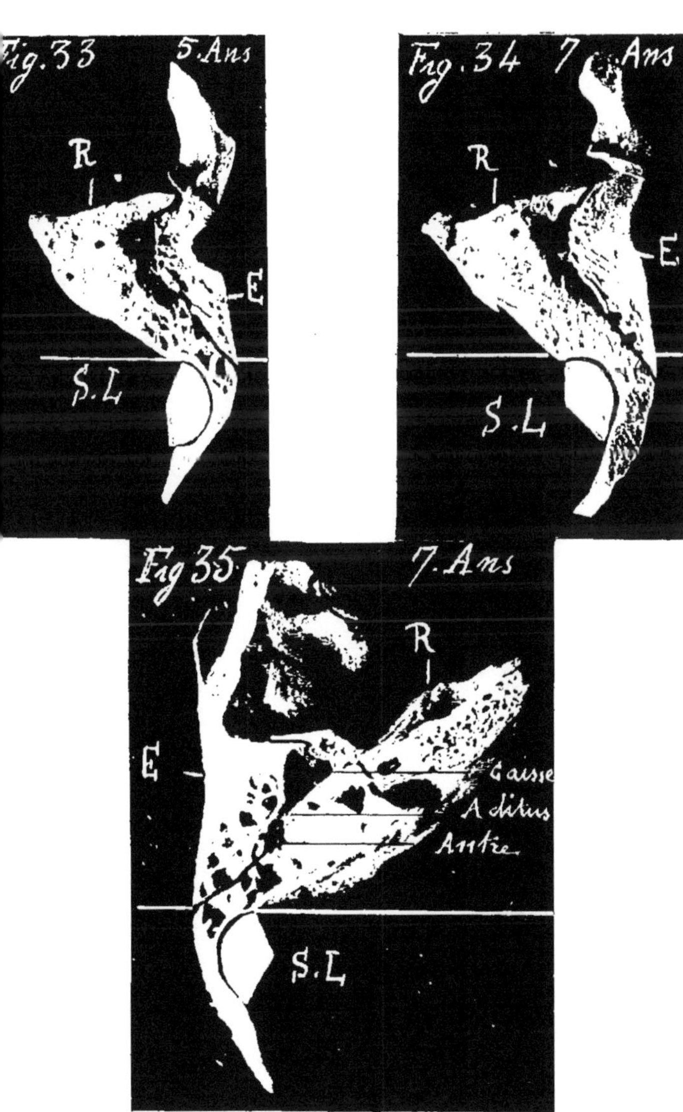
Fig. 33
5 Ans
R
E
S.L
Fig. 34
7 Ans
R
E
S.L
Fig 35
7 Ans
R
E
Caisse
Aditus
Antre
S.L

Pl. XII

Fig. 36.
11 Ans ½
R
Caisse
E
Antre
S. L
Fig. 37.
13 Ans
Caisse
Aditus
Antre
S. L

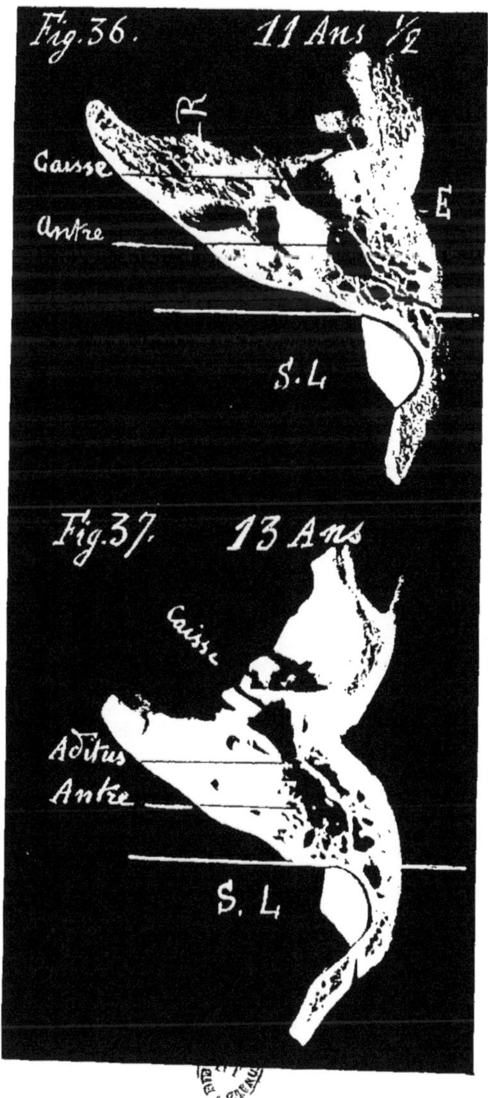

Pl. XIII

Apophyse. Scléreuse
Fig. 38
Sinus. lat.
Cond. Aud.
Caisse
14 Ans

Fig. 39.
Sin. lat
Antre
Caisse
14 Ans

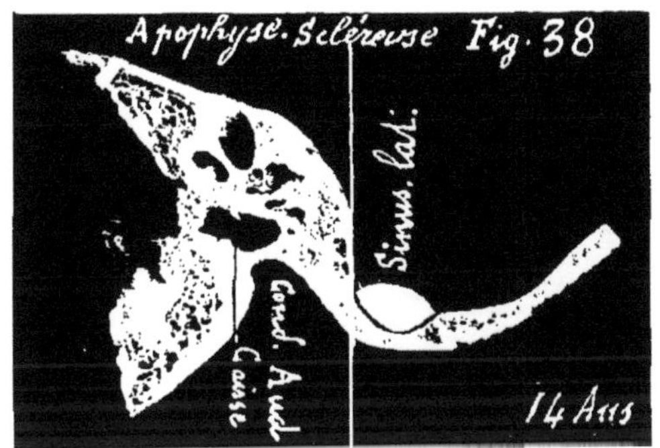

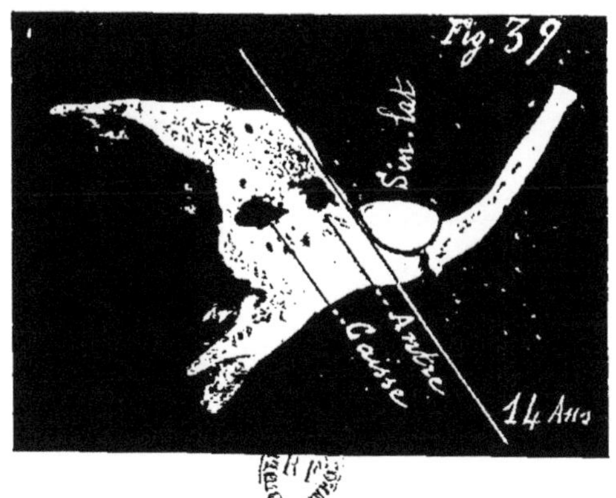

Pl. XIV

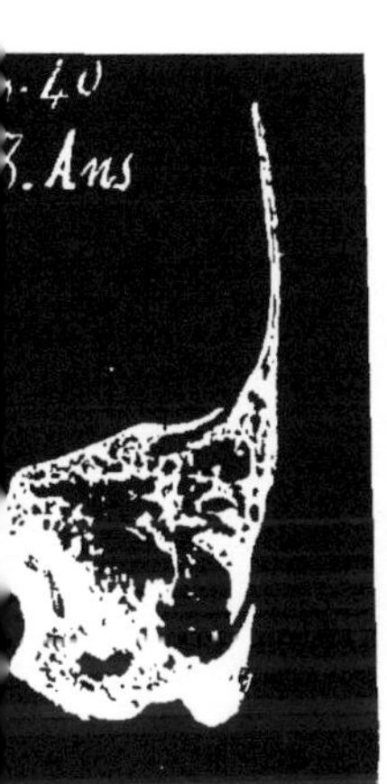

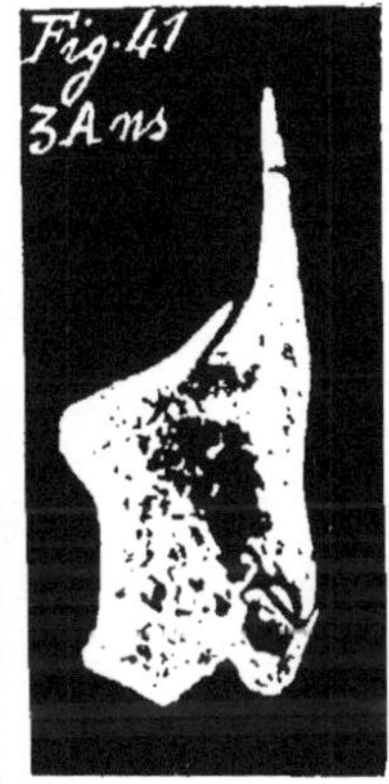

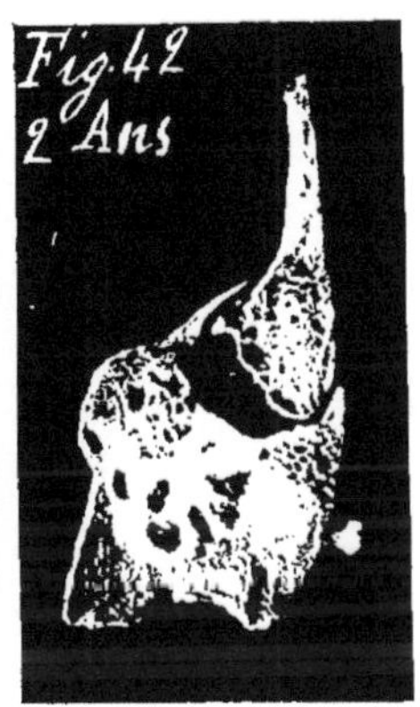

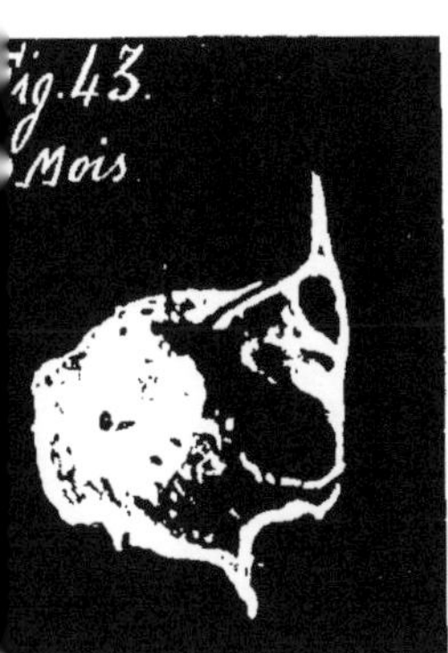

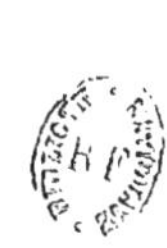

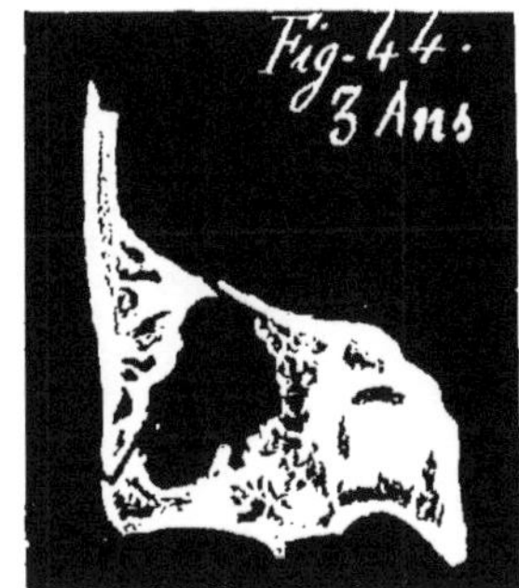

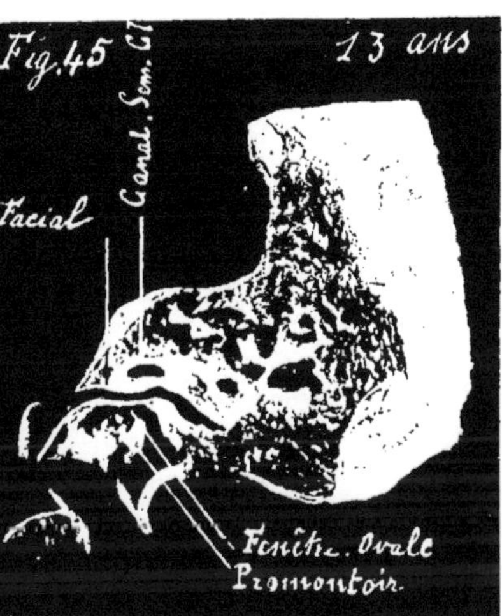
Fig. 45
13 ans
Facial
Canal. Sem. C.T.
Fenêtre. Ovale
Promontoir.

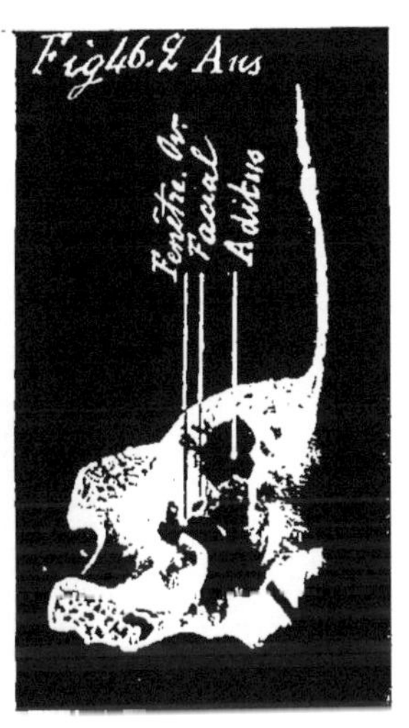
Fig. 46. 2 Ans
Fenêtre. Ov.
Facial
Aditus

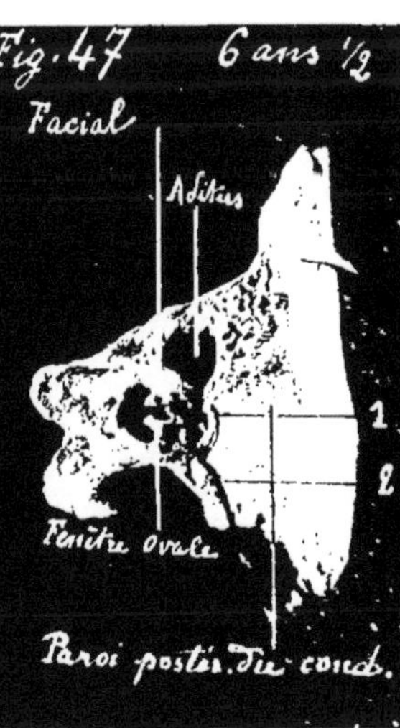
Fig. 47
6 ans ½
Facial
Aditus
1
2
Fenêtre ovale
Paroi postér. du cond.

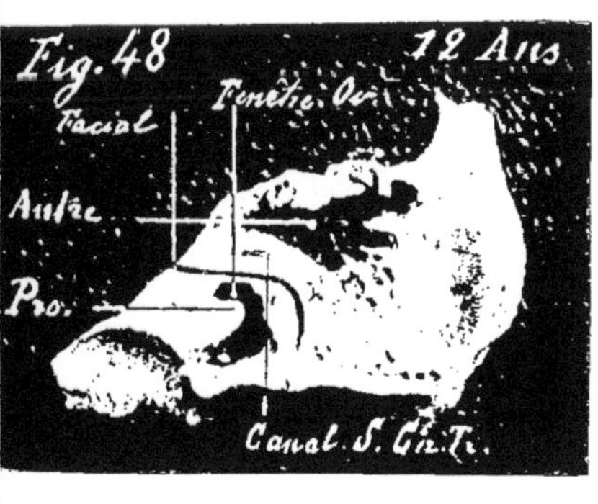
Fig. 48
12 Ans
Facial
Fenêtre. Ov.
Antre
Pro.
Canal. S. Cir. T.

Pl. XVI

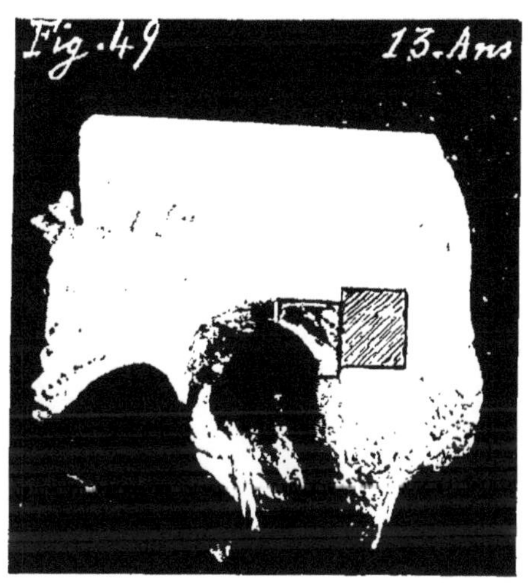

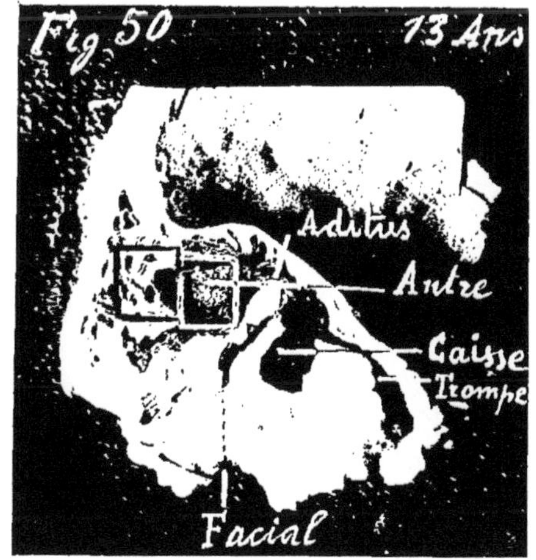

CHAPITRE VI

TRAITEMENT

La manière d'effectuer les pansements consécutifs à la trépanation de l'apophyse exerce une influence capitale sur la durée du traitement post-opératoire. L'importance de ces pansements est telle, que l'on peut considérer toute intervention au niveau de l'apophyse comme se composant de deux temps : 1° l'opération ; 2° le traitement consécutif ; et certes, l'importance du second ne le cède en rien à celle de la première. On peut, à la rigueur, obtenir de bons résultats avec une intervention médiocre ou incomplète ; il est bien rare qu'avec des pansements défectueux une opération parfaite soit suivie de guérison à brève échéance, et nous serions presque tenté de dire qu'il est aussi long d'apprendre à faire de bons pansements qu'à bien opérer ; c'est un résultat, certes, que de tarir un écoulement d'oreille de date ancienne ; c'est un meilleur résultat de tarir l'écoulement et d'obtenir une amélioration de l'audition, ce qui est possible dans bien des cas.

Tout d'abord, l'opération doit être précédée de certains soins qui rendent, par la suite, les pansements plus faciles à effectuer. C'est ainsi que la tête entière doit être soigneusement nettoyée, non pas seulement au savon, mais à l'éther, puis au sublimé. On évite ainsi les démangeaisons qui se produisent presque toujours sous l'influence du pansement, et surtout l'infection parasitaire. Ce détail a son importance. Ces démangeaisons sont parfois insupportables et finissent par devenir si douloureuses que le malade demande à ce qu'on lui change son pansement. Les enfants, irrités par ces démangeaisons continuelles, finissent par soulever le bord du pansement pour se gratter ; la propreté de leurs ongles étant assez souvent douteuse, il est fréquent de voir survenir de la gourme qui s'étend à la totalité du cuir chevelu et souvent à la face; il n'est pas rare, dans ce cas, d'observer des adénophlegmons consécutifs, complication ennuyeuse. Aussi, est-il infiniment préférable, lorsqu'on peut y décider la famille, ce qui est généralement facile quand il s'agit d'enfants, de raser complètement la tête et, par la suite, de conserver les cheveux le plus court possible. Nous ne parlons pas du pourtour de la plaie où les cheveux doivent être rasés au fur et à mesure qu'ils repoussent. Si les pansements doivent être peu nombreux, ce qui est la règle dans la trépanation simple de l'apophyse où la guérison survient rapidement, et qu'il s'agisse de fillettes, on peut se contenter de raser les cheveux au voisinage immédiat de l'incision, mais la tête doit être fréquemment lavée par la suite, soit avec de l'eau dans laquelle on met du borate ou du bicarbonate de soude, soit avec de l'eau de Panama.

L'opération effectuée, le pansement diffère suivant qu'il s'agit d'une trépanation simple de l'apophyse ou d'une ouverture de l'antre avec pénétration jusqu'à la caisse ou, ce qui revient au même comme résultat final, d'un Stacke avec ouverture de l'antre.

Quand il s'agit d'une trépanation simple, on introduit dans la cavité opératoire un tampon de gaze stérilisée qu'on laisse en place quelques instants pour bien sécher la plaie. Il est préférable même de placer une mèche de gaze trempée dans une solution stérilisée d'alun. On obtient ainsi une hémostase absolument parfaite et, lorsqu'on retire la mèche au bout de quelques minutes, la cavité est absolument sèche et facile à explorer. On peut ainsi s'assurer que l'on n'a pas laissé de points douteux. La plaie est alors badigeonnée avec un tampon trempé dans la teinture d'iode afin d'aseptiser, autant que possible, la cavité plus ou moins contaminée par le pus de l'abcès. C'est un temps que nous considérons, pour notre part, comme capital. Nous sommes persuadé que, dans bien des cas, alors même qu'on a dépassé les limites des points contaminés, il se produit des infections secondaires par ce contact du pus avec les surfaces cruentées.

Ce badigeonnage ne peut être efficace que si l'écoulement du sang est nul ; autrement la teinture d'iode se trouve entraînée par le sang qui s'écoule et n'entre pas directement en contact avec la plaie. C'est pour cela que nous conseillons de tamponner préalablement la plaie avec une mèche trempée dans une solution d'alun. Il faut avoir soin, en outre, de ne pas toucher avec la teinture d'iode le plan de section de la peau. Nous avons pu nous convaincre, par les pansements ultérieurs, que ce badigeonnage à la teinture d'iode n'était douloureux qu'à ce niveau et qu'on pouvait en mettre dans la profondeur sans provoquer de douleur.

Pour tamponner définitivement la cavité, on coupe des lanières de gaze de 2 centimètres de large environ. Avec une pince de Lister on saisit l'extrémité de la lanière et on la porte directement au fond de la plaie : puis, on la saisit de proche en proche de façon à la disposer par couches successives que l'on comprime fortement les unes contre les autres. Il faut, sans agir avec brutalité, déployer une certaine force afin d'obtenir une compression aussi complète que possible pour maintenir ouverte une plaie qui n'a que trop de tendance à se fermer. Ceci fait, on nettoie le conduit avec soin et on y instille quelques gouttes de glycérine phéniquée au dixième ou de glycérine au sublimé. Le pansement est ensuite effectué comme un pansement de tête ordinaire.

Le pansement doit être maintenu en place huit jours et ne doit être changé, durant ce laps de temps, que s'il se produit des phénomènes intercurrents, tels qu'une ascension de la température. Le second pansement est identique au premier. En général, lorsqu'on enlève la mèche de gaze, il se produit une légère hémorragie empêchant l'examen. Il faut alors recourir au moyen que nous avons indiqué, tamponner la plaie avec une mèche trempée dans une solution d'alun, badigeonner à la teinture d'iode et placer la gaze comme précédemment.

Il faut également surveiller avec soin si l'écoulement par le conduit persiste, ou récidive, s'il avait disparu. Il est préférable, d'ailleurs, pour se bien renseigner, de pratiquer l'examen otoscopique pour se rendre compte de l'état de la membrane. Quelquefois cet examen est difficile ; l'enfant, encore sous l'impression de frayeur causée par l'opération, refuse de s'y prêter. Il vaut mieux alors s'abstenir, car l'enfant, en se débattant et en criant, fait saigner la plaie et il arrive assez souvent, lorsqu'on essaie de l'y contraindre, qu'il conserve une défense instinctive lors des pansements suivants. On se contente de placer dans le conduit une mèche de gaze. Ce mode de pansement, lorsqu'il est bien fait, est excellent et draine parfaitement la caisse par inhibition ; l'on prévient ainsi, en outre, l'atrésie consécutive du conduit qui est assez fréquente.

A partir de ce moment, l'objectif doit être le suivant : ne pas laisser la cavité se combler tant que l'on n'est pas convaincu qu'il n'existe plus de point osseux. Bien que, dans toute intervention apophysaire, on ait comme objectif l'ablation complète de tous les points infectés, il est bien rare que l'on obtienne ce résultat. C'est un fait dont on se rend compte aisément aujourd'hui que l'on est mieux familiarisé avec ce genre d'interventions. Or, celle-ci a pour but d'assurer le libre écoulement du pus, dont la rétention ou l'écoulement défectueux produisent l'abcès mastoïdien. N'est-il pas mauvais, dans ces conditions, de laisser la plaie se combler, alors qu'il persiste une suppuration de l'antre, puisque, dans ce cas, l'écoulement du pus redeviendra presque aussi difficile que primitivement?

Les pansements doivent être renouvelés deux fois par semaine. Ordinairement, dès le troisième ou quatrième pansement, la plaie commence à bourgeonner. Il faut avoir grand soin d'examiner la valeur de ces bourgeons. S'ils sont volumineux, d'aspect framboisé et saignant abondamment lorsque le stylet vient explorer la surface osseuse, ils sont mauvais et il est nécessaire de les détruire. Pour cela il existe plusieurs moyens. Le nitrate d'argent produit généralement un résultat opposé à celui que l'on cherche. Si l'on se contente de les effleurer, on ne les détruit pas; bien au contraire, ils sont, lors du pansement suivant, plus nombreux et plus volumineux. Si l'on cautérise fortement, on obtient une bouillie grisâtre, salissant la surface environnante; de plus, cette cautérisation est douloureuse, car elle atteint le plan de section de la peau et n'est guère efficace.

La curette est préférable, mais elle est souvent difficile à manier lorsque la cavité est étroite et profonde, envahie de bourgeons. Dès les premiers coups de curette la plaie saigne abondamment, empêchant l'examen dans la profondeur ; on est alors obligé de se guider de mémoire et l'on risque souvent, en effleurant les bords de la plaie, de provoquer des douleurs. La curette, au contraire, donne d'excellents résultats lorsque les bourgeons sont volumineux, mais peu nombreux, bien différenciés les uns des autres, car en l'introduisant habilement on peut les enlever facilement, un à un et d'un seul coup, évitant ainsi l'hémorragie.

A tous ces moyens nous préférons de beaucoup l'acide chromique. Son maniement, toutefois, est difficile et demande une certaine habitude. D'ordinaire on l'emploie à l'état de perle sur l'extrémité d'un stylet. Ce procédé, excellent pour cautériser au fond du conduit un ou plusieurs bourgeons nets et bien délimités, donne ici de très mauvais résultats. Il est très difficile de graduer son effet; de plus, la cautérisation n'est pas uniforme ; trop forte sur certains points, elle est insuffisante sur d'autres. Enfin au contact des tissus l'acide chromique se liquéfie, coule à la surface de la plaie et vient cautériser des points plus ou moins éloignés. Ce fait est de peu d'importance lorsqu'il s'agit d'une trépanation simple ; l'inconvénient est beaucoup plus marqué lorsqu'il s'agit d'une trépanation avec ouverture de la caisse. Il arrive alors assez souvent que la perle se détache du stylet ; or, sur les surfaces cruentées l'effet de l'acide chromique est immédiat, et, quelle que soit la rapidité avec laquelle on effectue le lavage pour enlever l'excès d'acide, on obtient une escharre beaucoup plus étendue que celle que l'on désirait. Il est préférable, croyons-nous, de s'en servir de la façon suivante : Après avoir assuré l'hémostase avec une mèche trempée dans une solution d'alun, on monte sur un stylet un petit tampon d'ouate que l'on imbibe d'acide chromique liquide, de façon que, même en comprimant ce tampon, il ne s'écoule pas un excès de liquide. Suivant l'effet que l'on veut obtenir, on emploie une solution à parties égales, au tiers, au quart ou au cinquième. On touche alors les bourgeons avec ce tampon jusqu'à ce qu'ils soient bien nettement colorés et l'on effectue le pansement comme d'habitude. S'il est un point sur lequel on veuille obtenir une cautérisation plus profonde, on peut se servir alors d'une perle montée ; mais, d'ordinaire, c'est inutile. Au pansement suivant les bourgeons ont disparu ; s'il en existe encore, on renouvelle la cautérisation. Comme pour la teinture d'iode, il faut avoir soin de ne pas toucher le bord libre de la peau. Les seuls inconvénients de ces cautérisations sont de provoquer quelquefois des douleurs et une légère élévation de la température. En général, ces faits ne se produisent que lorsque la cautérisation est trop profonde et trop étendue, ce qui est la règle lorsque l'on se sert de la perle.

Une seule fois nous avons eu un accident, il apparut de la paralysie faciale après une cautérisation. Encore faisons-nous sur ce cas toutes réserves. Il faut tout d'abord remarquer qu'il existait, avant la cautérisation, un léger degré de paralysie faciale et qu'elle ne fit que s'accentuer après celle-ci. Enfin la cautérisation fut faite avec une perle ; l'enfant, en se débattant, la fit se détacher du stylet, il s'écoula quelques minutes avant qu'on pût s'en rendre maître et faire disparaître par une injection l'excès d'acide. La cautérisation fut cependant très étendue. Si l'on veut bien remarquer, d'autre part, qu'il existe encore actuellement chez cet enfant de l'ostéite étendue à tout le bloc osseux contenant le canal du facial, et que le stylet, à ce niveau, rencontre une large surface dénudée, comprenant la paroi postérieure de la caisse et la partie la plus interne de la face postérieure du conduit, on est en droit de penser que cette paralysie faciale se trouve subordonnée à la nécrose progressive de ce point et qu'il n'y eut qu'une simple coïncidence. Mais, en admettant même que la paralysie faciale ait résulté de la cautérisation, cela prouverait simplement qu'elle fut mal faite, mais non que le procédé est mauvais.

Observation XIV. — *Otite chronique ancienne. Abcès mastoïdien. Trépanation de l'antre, ouverture de la caisse. Paralysie faciale.*

Verd... (Léopold), douze ans. — Cet enfant, dont les antécédents héréditaires sont nuls, n'a jamais été malade. Depuis longtemps les parents ont remarqué qu'il ronflait la nuit et dormait la bouche ouverte.

Il y a deux ans il survint du côté droit un écoulement d'oreille peu abondant et qui apparut sans fièvre et sans douleurs. Cet écoulement a persisté jusqu'à il y a deux mois. A ce moment il diminua, puis disparut en même temps qu'il se produisait derrière le pavillon une grosseur qui, très rapidement, augmenta de volume. Il y eut, à ce moment, des douleurs violentes et de la fièvre. Un médecin consulté fit, au niveau de l'abcès, une incision minuscule. Il persista à ce niveau un point fistuleux. L'enfant est présenté, le 20 août 1896, à la consultation de l'hôpital Trousseau.

Abcès mastoïdien volumineux projetant fortement le pavillon en avant. Au niveau de sa partie médiane se trouve une fistule par laquelle s'écoule en abondance du pus épais, verdâtre. La palpation ne décèle pas de ganglions volumineux ; seuls les ganglions sous-maxillaires sont un peu tuméfiés mais indolores. Pas de température.

Opération le 22 août 1896. — Incision de l'abcès qui contient une assez grande quantité de pus et beaucoup de fongosités. Après curetage des parties molles on arrive sur l'apophyse. Il existe, au point d'élection, une vaste trépanation, mesurant environ 1 centimètre de côté, et qui conduit directement dans l'antre que l'on trouve bourré de fongosités et de masses cholesteatomateuses. Ouverture de la caisse également remplie de fongosités. On y trouve l'enclume et le marteau érodés.

Pas de température consécutive et pansements comme d'habitude. La suppuration dans les premiers temps fut assez minime, mais on eut toujours beaucoup de peine à maintenir ouverte la cavite constamment envahie par des bourgeons charnus.

En janvier 1897 cette obstruction de l'ouverture rétro-auriculaire et de la caisse était telle, qu'il fut nécessaire de procéder à un curetage complet et, par la suite, de tamponner très fortement le conduit et la cavité.

Il fut nécessaire de renouveler cette opération plusieurs fois, les bourgeons se reproduisant avec une très grande rapidité. On eut alors recours, à partir de juillet 1897, aux cautérisations à l'acide chromique qui donnèrent un meilleur résultat et permirent de laisser largement béante l'ouverture rétro-auriculaire.

En janvier 1898, l'état local était le suivant : cavité commençant à s'épidermiser sur plusieurs points. Il existe encore plusieurs petits points dénudés au niveau de l'antre qui est resté ouvert. Suppuration de la face interne de la caisse au niveau du promontoire.

25 février. — Les bourgeons charnus sont toujours très abondants au niveau de l'orifice posterieur. A l'exploration avec le stylet on sent très nettement plusieurs points dénudés l'un de ces points répond au promontoire, un autre à la face interne de l'aditus, un troisième est situé au niveau de la paroi postéro-interne de l'antre. Malheureusement, l'examen otosco-

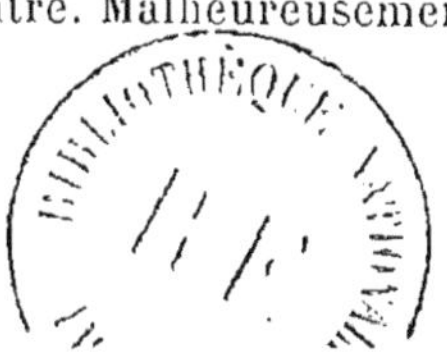

pique et l'exploration au stylet sont extrêmement difficiles, la plaie saignant abondamment au moindre attouchement. Le pus est abondant, extrêmement fétide. On constate, en outre, une légère parésie faciale, la commissure labiale droite tombe légèrement, la paupière s'abaisse également un peu moins de ce côté. Le père, interrogé, répond qu'il n'a rien remarqué.

1er mars. — Même état, plaie saignant toujours facilement, bourgeons abondants.

5 mars. — Cautérisation à l'acide chromique des bourgeons qui obturent l'orifice postérieur. En se débattant, l'enfant fait tomber dans la cavité la perle d'acide chromique. Lavage.

8 mars. — L'enfant a beaucoup souffert de la cautérisation. L'eschare s'étend dans la profondeur et empêche l'exploration. Il est facile de s'assurer cependant que la cautérisation s'est étendue à la totalité de la plaie. L'enfant a eu de la fièvre. Le lendemain du pansement il a été conduit à l'hôpital et l'on a remplacé, dans le service, le pansement sec par un pansement humide.

12 mars. — Même état. La parésie faciale s'est accentuée, la commissure labiale tombe davantage. La paupière droite ne se ferme qu'incomplètement. Pansements humides tous les jours.

15 mars. — Est venu régulièrement se faire panser. Actuellement il existe de la paralysie faciale bien nette. L'enfant, d'ailleurs, n'a nullement souffert. Les douleurs ont disparu quarante-huit heures après la cautérisation.

18 mars. — L'enfant n'est pas venu au pansement. Huit jours après nous le retrouvions, dans le service de M. le docteur Chatellier, à l'hôpital Saint-Joseph, où il est depuis pansé régulièrement. Il nous a été donné de le voir plusieurs fois. L'état local n'a guère changé. La suppuration est cependant un peu moins abondante, mais il existe toujours un point dénudé au niveau du promontoire, et un second point très bien délimité, nettement dénudé, comprenant le bloc osseux interposé entre l'antre et la caisse et répondant exactement au trajet du facial.

Nous continuerons donc, pour notre part, à considérer les cautérisations à l'acide chromique comme absolument inoffensives, et le seul enseignement que l'on pourrait tirer de cette observation, en admettant que la paralysie faciale ait été subordonnée à la cautérisation, serait qu'il faut éviter autant que possible de se servir de la perle.

Le plus souvent, quand il s'agit d'une trépanation simple de l'apophyse, c'est-à-dire d'abcès mastoïdiens survenus dans le cours d'une otite aiguë ou subaiguë, la cavité rétro-auriculaire se trouve en grande partie comblée par du tissu lisse, saignant peu et qui se recouvre progressivement d'épiderme. En tout état de cause, il ne faut jamais laisser la cavité se combler lorsque l'écoulement par le conduit persiste. Souvent cet écoulement est minime et peut passer inaperçu ; c'est pour cette raison qu'il est prudent d'examiner de temps en temps l'état de la membrane. Quand l'écoulement persiste et qu'on laisse la cavité se combler, l'on obtient le plus souvent une guérison temporaire et trompeuse. Au bout d'un mois ou deux l'épiderme se soulève sur une étendue plus ou moins grande, s'ulcère et il s'établit un trajet fistuleux. Ces faits sont bien mis en évidence par les observations XV et XVI.

Quand, au bout de trois mois environ, la cavité rétro-auriculaire n'a pas de tendance à s'épidermiser, qu'elle se comble de bourgeons, et que l'écoulement persiste, l'opération a été insuffisante. C'est perdre du temps que de poursuivre une guérison qui devient de plus en plus hypothétique ; il est infiniment préférable de se décider à une intervention complète, c'est-à-dire à ouvrir la caisse.

Observation XV. — *Abcès mastoïdien. Trépanation. Persistance de l'otorrhée. En traitement.*

Vanes... (Yvonne), trois ans et demi. Otorrhée survenue sans douleurs et sans cause connue en mars 1897 ; puis, le 15 mai, rougeole et, un mois plus tard, début de l'abcès qui, actuellement, est gros comme une cerise, fluctuant.

Opérée le 30 juin 1897. Perforation spontanée. L'antre est rempli de fongosités qui obturent également l'aditus et qui sont curetées.

Pansements réguliers. L'otorrhée a persisté après l'opération, le traitement habituel a été institué. La cavité est constamment comblée par des fongosités qui sont cautérisées à l'acide chromique. L'examen otoscopique est fait régulièrement. La caisse est également obturée par des bourgeons faisant hernie à travers deux larges perforations siégeant l'une en avant, l'autre en arrière du manche. Ces bourgeons sont cautérisés.

En février 1898, la cavité postérieure était comblée et épidermisée, l'écoulement par le conduit avait disparu, lorsqu'il se créa en arrière une fistulette, en même temps que l'otorrhée reparaissait. On cautérise alors à l'acide chromique les tissus qui comblent la cavité que l'on ramène, à peu de chose près, à ses dimensions primitives.

Depuis lors l'état local n'a pas changé. Quand la cavité est largement ouverte et bien tamponnée, l'écoulement par le conduit disparaît. Dès qu'on laisse la cavité s'obturer, l'otorrhée récidive.

En juillet 1898, même état. Nous avons essayé, plusieurs fois, de décider la mère à laisser pratiquer une nouvelle intervention à laquelle elle semble se refuser.

Observation XVI. — *Abcès mastoïdien. Persistance de l'écoulement par le conduit. En traitement.*

Wat... (Marie), trois ans. Otite moyenne consécutive à rougeole, survenue il y a un mois, puis abcès mastoïdien ayant débuté, il y a quinze jours, avec diminution de l'otorrhée.

Trépanation le 21 septembre 1897. Os friable, se laissant facilement attaquer à la curette. Evidement de l'antre.

L'écoulement persista après l'opération. A l'examen otoscopique, pratiqué huit jours plus tard par M. Boulay, on constate une vaste perforation située en avant du manche.

Les pansements ont été effectués régulièrement, mais la cavité postérieure s'est comblée, puis fistulisée. On détruit alors (décembre 1897) les bourgeons charnus par une cautérisation à l'acide chromique. Après la chute de l'eschare on a une cavité différant peu de celle obtenue lors de l'opération et que l'on tamponne fortement pour la maintenir ouverte.

L'écoulement par le conduit diminue pour reparaître dès qu'on laisse la cavité se combler. En mai 1898, l'otorrhée a complètement disparu. La suppuration de la plaie rétro-auriculaire est minime.

Juin 1898. — L'écoulement par le conduit récidive, la plaie rétro-auriculaire est envahie par des bourgeons qui sont cautérisés.

En juillet 1898, l'état local n'a pas changé. La mère, pressentie plusieurs fois au sujet d'une nouvelle intervention, reste hésitante.

Nous croyons que ces deux observations sont concluantes et qu'il est toujours préférable dans de tels cas, de se décider rapidement plutôt que de temporiser.

Les pansements sont essentiellement différents quand il s'agit de cas où l'on ouvre, tout à la fois, l'antre et la caisse. On sait qu'il est de règle, une fois l'intervention terminée, de fendre la paroi postérieure molle du conduit sur toute sa longueur, puis, les deux lambeaux sont rabattus en arrière et suturés à la partie correspondante de la plaie postérieure, de façon à revêtir la plus grande partie de la cavité rétro-auriculaire, que l'on cherche ainsi à épidermiser le plus rapidement possible. En réalité, ce but n'est jamais atteint ; l'opération n'est jamais radicale, et quelque soin que l'on apporte à poursuivre l'ablation complète de tous les points infectés on peut être convaincu que ce résultat ne sera pas obtenu. Quant à l'épiderme, il est bien inutile de s'en préoccuper, quand tous les points dénudés et nécrosés sont éliminés on le voit naître pour ainsi dire, instantanément dans l'intervalle de deux pansements. Aussi considérons-nous les points de suture comme absolument inutiles, la fente seule du conduit est nécessaire, la compression produite par la mèche suffit à refouler les deux lambeaux et l'on obtient une vaste cavité qu'il est facile d'examiner tout à la fois par le conduit et par l'ouverture postérieure.

A partir de ce moment, les pansements doivent tendre toujours au même but. Il faut : 1° maintenir le conduit très largement ouvert ; 2° ne pas laisser s'obstruer la caisse par du tissu de cicatrice, ce qui est capital au point de vue de la fonction consécutive de l'organe ; 3° maintenir la cavité rétro-auriculaire bien ouverte afin de pouvoir effectuer les pansements tout à la fois par l'ouverture postérieure et par le conduit.

L'idéal n'est pas de chercher à ce que la cavité se comble, bien au contraire, mais d'obtenir sa cutanisation en lui conservant à peu près ses dimensions primitives. Quant aux inconvénients résultant de cette cavité béante lorsqu'elle est épidermisée, une simple opération autoplastique y remédie facilement.

S'il est mauvais de laisser s'accumuler des bourgeons dans la trépanation simple, ici leur présence est tout à fait défectueuse, parce que l'on a une vaste surface osseuse à explorer et à surveiller, qu'on ne peut espérer voir s'éliminer les points nécrosés ou infectés (et il en reste toujours) que si l'écoulement du pus est parfait. Le point le plus difficile à surveiller est la caisse, et c'est celui dont l'importance est capitale, car ce n'est pas tout de tarir l'écoulement, il faut chercher à ce que le malade entende le mieux possible.

Après l'opération on cherche, d'après les procédés que

nous avons indiqués, à aseptiser la plaie. La mèche doit être introduite *par le conduit*, d'emblée jusqu'au fond de la caisse que l'on tamponne fortement. Puis on dispose la gaze, par couches successives, dans le conduit. La gaze doit être fortement tassée par compression constante de façon à dilater le conduit le plus possible. Plus cette dilatation du conduit est considérable, moins les pansements consécutifs sont douloureux. On s'occupe ensuite de la plaie rétro-auriculaire que l'on tamponne comme précédemment, en ayant soin qu'il n'existe pas d'espace interposé entre les deux mèches. Il faut également avoir soin d'interposer de la gaze aux extrémités de l'incision, afin d'empêcher, autant que possible, la réunion des deux plans de section. Il ne faut jamais diminuer la longueur de cette incision par des points de suture : quelle que longue que soit cette incision, elle ne se fermera que trop vite, si l'on songe qu'il est nécessaire de la maintenir ouverte pendant six mois, ce qui est la moyenne de temps nécessaire pour obtenir la guérison.

Le premier pansement est maintenu en place comme précédemment durant huit jours, puis on le renouvelle deux fois par semaine. Il faut avoir grand soin de ne jamais oublier que la caisse doit toujours être tamponnée par le conduit et non par l'ouverture postérieure. Aussitôt que la cavité commence à bourgeonner, on cautérise légèrement à l'acide chromique. En cautérisant ainsi de bonne heure, avant que la plaie ne soit envahie par les bourgeons, on a un double avantage ; on voit toujours ce que l'on fait et ces cautérisations sont nécessairement moins fortes, partant moins douloureuses et ne sont jamais accompagnées de température. Il est bien entendu que la teinture d'iode et l'acide chromique ne doivent jamais être employés simultanément. Enfin, pour empêcher l'ouverture postérieure de se fermer, il faut respecter les bourgeons qui naissent aux deux extrémités de l'incision et viennent faire hernie entre les deux plans épidermiques.

On doit, à chaque pansement, nettoyer la caisse avec des petits tampons montés, soit sur un stylet, soit portés par une pince. L'emploi du miroir n'est pas absolument nécessaire lorsque le malade est couché et que le conduit est bien ouvert et que l'on peut facilement s'éclairer.

Il est très fréquent de voir la caisse s'obturer; il se produit un étranglement au niveau de l'orifice tympanal; en outre, il se fait quelquefois une reproduction incomplète de la membrane dont on laisse assez souvent des lambeaux, lors de l'intervention. Aussi faut-il avoir soin, durant celle-ci, de cureter avec soin le pourtour de l'orifice, car ces lambeaux présentent un double inconvénient; ils sont très douloureux et empêchent le libre examen de la caisse. Or, il est très fréquent, ainsi qu'on peut s'en assurer en parcourant les observations que nous publions, d'observer dans les interventions pratiquées au cours d'une otite chronique ancienne, des suppurations du promontoire qui n'ont que trop de tendance à s'éterniser. Dans ces cas, la caisse se trouve, le plus souvent, envahie par de véritables masses polypeuses qu'il faut cautériser soigneusement. Enfin, lorsque l'on retire la mèche et que l'on voit du pus s'écouler abondamment, il faut s'empresser d'examiner la cavité pour s'assurer du point d'où il provient et s'il n'existe pas de clapier.

En maintenant ainsi la plaie constamment béante, il est possible d'exercer une surveillance étroite. On s'assure avec le stylet qu'il n'existe pas de points dénudés accessibles et on cherche à les délimiter. Le plus souvent, il est possible de les enlever à la curette, ce qui avance considérablement la guérison. Pour cela, on insuffle de la cocaïne pure ou à parties égales avec du sucre de lait, après hémostase de la plaie. La quantité de cocaïne insufflée n'a aucune importance, et peut varier entre 0,10 et 0,25 ; on obtient ainsi une anesthésie absolue. Si l'enfant n'est pas trop pusillanime et si l'on manie la curette avec douceur, en ayant soin de ne pas prendre de point d'appui sur les bords de la plaie, on peut enlever des portions osseuses étendues. Tout dépend de la docilité de l'enfant dont il faut faire l'éducation en ayant soin de s'arrêter dès qu'il se plaint ou qu'il est par trop effrayé. En procédant ainsi on peut, avec de la patience, faire disparaître successivement tous les points nécrosés. On a soin, avant d'introduire la curette, d'aseptiser la cavité avec de la teinture d'iode.

Nous publions ci-joint une observation qui montre les résultats que l'on peut obtenir en procédant ainsi, résultats absolument satisfaisants, malgré la longueur du traitement, si l'on songe qu'il s'agissait d'une ostéite diffuse s'étendant à la presque totalité du temporal, et qu'il n'est pas rare de voir cette affection, même traitée avec soin, s'éterniser durant des années et décourager tout à la fois la famille et le médecin.

Observation XVII. — *Otite chronique ancienne avec accidents pseudo-méningitiques. Ostéite diffuse du temporal. Ouverture de l'antre et de la caisse. En traitement.*

Pend... (Pierre), dix ans et demi. Sans antécédents héréditaires, cet enfant a eu de la gourme quelques jours après sa naissance ; puis, à deux ans et demi, une pleurésie droite dans le cours de laquelle apparut un écoulement d'oreille du côté gauche. Durant trois ans, cette otorrhée persista plus ou moins abondante, déterminant une ou deux fois par an des accidents pseudo-méningitiques avec ascension thermale nette. La température a été prise avec grand soin ; elle serait montée à 40 et 41°.

Au mois de juin 1891, l'enfant eut une coqueluche compliquée de broncho-pneumonie double ; puis, en décembre 1895, apparut un abcès mastoïdien qui se vida en partie par le conduit. Cet abcès fut incisé le 13 janvier 1896, et l'on constata qu'il existait une communication entre la poche de l'abcès et le conduit, l'injection faite par l'incision s'écoulant par ce dernier. Au mois de mai, l'incision rétro-auriculaire se fermait ; mais, au bout de treize jours, apparaissait une fistule donnant passage à un écoulement intermittent.

Le 11 octobre 1896, nouvelle intervention ; trépanation simple de l'apophyse. Quatre jours après l'opération, l'enfant était atteint de rougeole. L'ouverture rétro-auriculaire fut maintenue jusqu'au 7 novembre. A cette époque, l'otorrhée avait disparu. Les médecins traitants crurent pouvoir laisser se refermer la plaie; aussitôt l'otorrhée redevint très abondante. En janvier 1897, l'enfant eut des douleurs d'oreille extrêmement violentes qui disparurent après un écoulement mélangé de sang. Même accident un mois après. En mars, les accidents méningitiques se précisèrent ; l'enfant eut des maux de tête, des vomissements, de la fièvre sans écoulement abondant par le conduit comme précédemment. L'état général devint nettement mauvais.

Justement inquiétés par ces symptômes, les parents présentèrent alors l'enfant à M. le professeur Kuhn, de Strasbourg. Voici le résultat de l'examen pratiqué à cette époque :

Du côté malade la voix chuchotée n'est perçue qu'à 20 centimètres. Il existe une suppuration abondante et extrêmement fétide. Le stylet, introduit dans la caisse, délimite très nettement plusieurs points dénudés, surtout en haut et en arrière du côté de l'antre. Après avoir constaté l'insuffisance de la première trépanation, M. le professeur Kuhn concluait à l'ouverture large de l'apophyse avec pénétration jusqu'à la caisse, faisant ressortir, en présence des accidents existants, la nécessité d'une intervention immédiate.

Pour des raisons extra-médicales l'opération ne fut pas pratiquée à Strasbourg. Les parents présentèrent alors l'enfant à M. Broca qui conclut également à une intervention immédiate.

Celle-ci fut effectuée le 5 avril 1897. Après incision rétro-auriculaire et décollement des parties molles l'apophyse est mise à nu. On voit alors nettement le point de trépanation répondant à la seconde intervention. Cette trépanation, qui a conservé sa forme circulaire, est située au-dessous du conduit, à un centimètre et demi environ en arrière de sa paroi postérieure. Négligeant complètement ce point, la trépanation est effectuée plus haut et plus en avant, au point d'élection. On trouve de l'os assez dur, saignant abondamment, présentant tout à la fois des parties sclérosées et des points ramollis et spongieux contenant de rares espaces cellulaires dans lesquels on trouve des grumeaux de pus concret, blanc verdâtre. A six ou sept millimètres de profondeur environ, on tombe dans l'antre, qui certainement n'avait pas été ouvert lors de l'intervention pratiquée en octobre 1896. Il est rempli de pus et de fongosités qui sont soigneusement curetées; ses parois sont constituées par de l'os spongieux s'entamant facilement à la curette, et l'on s'arrête seulement lorsque l'on rencontre une surface osseuse criant sous la curette et paraissant indemne. On se reporte alors vers l'aditus également bourré de fongosités qui s'étendent jusque dans la caisse où l'on pénètre après avoir fait sauter sur le protecteur la paroi externe de l'aditus. On ramène le marteau et l'enclume l'un et l'autre en partie nécrosés. Les lésions de la caisse semblent localisées au niveau de l'attique que l'on curette soigneusement.

Les suites furent normales, les pansements réguliers. Immédiatement après l'opération les symptômes pseudo-méningitiques disparurent, la santé de l'enfant, encore délicate, devint rapidement meilleure.

Il fut facile de s'apercevoir, lors des pansements ultérieurs, qu'il existait encore plusieurs points dénudés. Malgré un tamponnement serré, la cavité postérieure et la caisse ne tardaient pas à être envahies par des bourgeons nombreux saignant abondamment. Malgré des curetages répétés ces bourgeons se reproduisirent constamment; on eut alors recours à l'acide chromique (juillet 1897), qui permit de ramener la cavité à ses dimensions primitives.

Août 1897. — A l'examen, qui peut être pratiqué facilement et sans avoir recours au miroir, on délimite avec le stylet plusieurs points dénudés. L'un d'eux répond à la paroi supéro-interne de l'antre ; un second, situé au niveau du plancher de l'aditus, répond exactement à la partie la plus interne de la paroi postérieure du conduit, c'est-à-dire au trajet du facial. Un troisième occupe la partie la plus antérieure du promontoire ; un quatrième s'étend à toute la paroi supérieure de la caisse et se prolonge dans toute l'étendue de la paroi supérieure du conduit.

A chaque pansement, la conduite tenue est la suivante : après anesthésie, obtenue soit par une insufflation de poudre de cocaïne ou un tampon trempé dans une solution à parties égales, on pratique le curetage des points dénudés, de façon à enlever chaque fois, ou plutôt à effriter, une couche osseuse plus ou moins épaisse ; on touche ensuite à la teinture d'iode. Puis, lorsque l'on croit être arrivé sur une surface saine, on la laisse bourgeonner. Si les bourgeons sont volumineux et saignent abondamment, on les enlève soit à la curette, soit par une cautérisation à l'acide chromique et l'on pratique au pansement suivant un nouveau curetage.

Les résultats obtenus furent les suivants :

Septembre 1897. — Le point denudé répondant à la paroi postéro-interne de l'antre a disparu : la cavité à ce niveau commence à s'épidermiser.

Octobre. — Le point de la caisse a disparu. Celle-ci de même que l'antre est actuellement bien épidermisée. Il ne reste plus que deux points répondant, l'un au bloc du facial, le second à l'attique.

L'état local restait stationnaire jusqu'au mois de janvier 1898. A cette époque, les points osseux paraissant nettement délimités on se décide à une nouvelle intervention.

Celle-ci est pratiquée le 8 janvier 1898. — On enlève à la curette les tissus répondant aux points dénudés. On trouve alors une large surface osseuse, correspondant à la paroi supérieure de la caisse et du conduit, s'étendant jusqu'au bord libre de l'écaille, où l'os se laisse facilement entamer : il est spongieux, saignant, et l'on ramène à la curette une véritable bouillie osseuse. Ce tissu osseux paraissant profondément infecté, on poursuit dans la profondeur jusqu'à ce que l'on arrive à la dure-mère. On se reporte ensuite au niveau de la paroi interne de l'attique, au-dessus du trajet horizontal du facial où l'on trouve également de l'os spongieux, ramolli. Au niveau de la paroi postérieure du conduit on enlève l'os, couche par couche, au ciseau, en se protégeant dans la profondeur à l'aide du protecteur. Il y eut, pendant l'intervention, de la contracture des muscles de la face du côté opéré.

Suites normales. Pas de température consécutive, ni de paralysie faciale. Bientôt, les parties cruentées bourgeonnaient à nouveau, mais la suppuration persistait abondante et il était facile de se convaincre que, malgré l'étendue de cette intervention, il existait encore des points infectés. La partie répondant au facial s'épidermisait en février 1898, les lésions restaient alors cantonnées à la partie supérieure bien au-dessus de la caisse.

7 mars 1898. — On constate avec le stylet que l'os est dénudé au niveau de l'écaille et que ce point dénudé, situé immédiatement au-dessus et en dehors du conduit, s'étend vers la fosse temporale.

Comme précédemment on fit des curetages réguliers. On enleva progressivement jusqu'à la dure-mère la portion de l'écaille atteinte d'ostéite et la guérison était obtenue à ce niveau en juin 1898.

En juillet 1898 l'état local était le suivant : vaste ouverture rétro-auriculaire permettant d'apercevoir facilement la caisse à l'examen direct. La cavité à ce niveau est bien épidermisée. Au-dessus d'elle, et séparée par une cloison flaccide, existe une profonde cavité, agrandie par des curetages successifs et présentant une profondeur de 2 centimètres environ. Au fond de cette cavité, existe une surface dénudée, grande comme une lentille, environ. Cette cavité bourgeonne peu et sa suppuration est minime. Le point d'ostéite répondant à l'écaille est actuellement occupé par une cicatrice déprimée.

L'audition est très sensiblement améliorée ; la montre est entendue à 40 centimètres.

L'enfant ayant eu, il y a quinze jours, à la suite d'un curetage, un léger étourdissement et des vomissements, on se contente à chaque pansement de renouveler la gaze. Ce malaise a rapidement disparu, actuellement la santé de l'enfant est bonne. Dans ces conditions, et en présence du peu d'étendue des lésions, les parents se sont décidés à le remmener. Les pansements seront faits par la mère qui, ayant assisté à chaque pansement depuis dix-huit mois, sait parfaitement les faire. L'enfant doit être présenté, chaque mois, à M. Broca jusqu'à guérison complète.

Ces curetages successifs ne peuvent pas toujours être effectués. Il est rare de trouver des enfants aussi dociles et aussi sages que celui qui fait l'objet de l'observation précédente. Toutefois, avec de la douceur et de la patience, il est très souvent possible de faire leur éducation. Enfin, ce procédé présente un inconvénient, il est extrêmement long et ne peut, par suite, être employé à l'hôpital où les pansements sont nombreux.

C'est à dessein que nous n'avons pas parlé des lavages; leur efficacité nous paraît nulle. Leur action est purement mécanique ; on nettoie tout aussi bien la plaie avec des tampons montés, on l'aseptise infiniment mieux avec de la teinture d'iode qu'avec du sublimé. Les tissus sont en effet recouverts d'une couche grasse sur laquelle glisse le liquide de l'injection sans entrer en contact direct avec eux. Pour que le lavage soit efficace, il faut commencer par dégraisser la plaie soit avec de l'éther, soit avec de l'eau de savon. La teinture d'iode au contraire dissout les corps gras et entre en contact direct avec les tissus.

Enfin, lorsque la guérison semble complète, il faut surveiller le malade pendant assez longtemps. Il arrive, très fréquemment, que l'épiderme qui recouvre la caisse se desquame et qu'il persiste au niveau de l'orifice de la trompe un petit point mal épidermisé, produisant un léger suintement. Celui-ci, se mélangeant aux produits de desquamation, finit par former un bouchon qui obstrue la caisse et quelquefois la cavité entière. Lorsqu'on le retire, il n'est pas rare de trouver un peu de pus; il faut alors cautériser ce point avec du nitrate d'argent, et d'ordinaire il se guérit rapidement.

Nous devons nous en tenir à ces généralités, les différentes modalités que l'on peut observer nécessitant forcément une pratique personnelle.

CHAPITRE VII

RÉSULTATS

Dans ce chapitre, de statistique pure, nous donnons un relevé des malades opérés dans le service, durant une période de cinq ans, de décembre 1892 à octobre 1897. A dire vrai, le chiffre de malades opérés est bien au-dessous de la réalité, mais nous avons rigoureusement écarté : 1° toutes les interventions ayant trait à des malades au-dessus de seize ans ; 2° toutes les observations incomplètes, c'est-à-dire toutes celles où le malade n'a pas été exactement suivi depuis l'opération, et ces observations sont nécessairement nombreuses dans un service aussi chargé.

Tout d'abord, nous publions ci-joint 68 observations inédites que nous avons classées dans l'ordre suivant :

1° Trépanation simple de l'apophyse ;

2° Récidives ;

3° Trépanation de l'apophyse avec ouverture de la caisse ;

4° Opération de Stacke avec trépanation de l'antre ;

5° Complications endocraniennes. Pyohémie.

18 observations inédites ont été publiées au cours de ce travail.

En outre, nous donnons un relevé de 18 observations, que nous ne publions pas, celles-ci devant servir à un travail ultérieur.

101 observations ont déjà été publiées. Nous en donnons un relevé, de telle sorte que le lecteur peut effectuer lui-même le travail de statistique qui termine ce chapitre.

1° Trépanation simple de l'apophyse.

Observation XIX. — *Abcès mastoïdien.*

Gisb... (Rachel-Laure), six mois. Abcès mastoïdien ayant débuté, il y a quinze jours, sans otorrhée, sans cause connue. Le 22 décembre 1894, trépanation. Examen bactériologique Streptocoques en longues chaînettes — Guérison le 30 janvier 1895.

Observation XX. — *Abcès mastoïdien.*

Dug... (Marie), cinq mois. Il y a trois semaines, otite moyenne avec otorrhée abondante; puis, il y a quatre jours, gonflement de la région mastoïdienne. Le 7 janvier 1895, évidement à la curette de l'apophyse qui est friable. Guérie le 29 février.

Observation XXI. — *Abcès mastoïdien bilatéral. Trépanation. Guérison.*

Cogn... (Angèle), quinze mois. La mère est traitée à l'hôpital Tenon pour tuberculose pulmonaire ; le père est en bonne santé. L'enfant a eu la coqueluche à cinq mois et n'a jamais été bien portante depuis.

L'abcès a débuté, il y a quinze jours ; à ce moment il n'existait pas d'otorrhée, celle-ci n'est apparue que depuis quatre jours. Actuellement abcès mastoïdien typique ; il existe de l'impetigo du cuir chevelu et de l'eczéma du pavillon se prolongeant dans l'intérieur du conduit.

Trépanation le 17 janvier 1895, apophyse dont la corticale est mince. Evidement de l'antre plein de fongosités ; on ne pénètre pas dans la caisse.

A la suite de cette intervention, l'otorrhée persista malgré le traitement habituel. La cavité, constamment envahie par des bourgeons charnus, n'avait, d'ailleurs, aucune tendance à s'épidermiser. Cet état persista jusqu'au mois de mars où l'écoulement disparut.

En avril, l'enfant eut la rougeole, qui n'eut d'ailleurs aucune influence sur l'état local et ne fit pas reparaître l'otorrhée. La guérison était complète en juillet. Mais, à cette même époque, l'oreille gauche se mit à couler et, quelques jours après, il apparut de ce côté un abcès rétro-auriculaire incisé le 17.

On trouve au lieu d'élection une perforation spontanée ; la curette, introduite à ce niveau, tombe dans l'antre, dont on ramène une bouillie caséeuse. En présence du peu d'ancienneté des lésions on ne se croit pas autorisé à pénétrer dans la caisse. Guérie le 1er octobre avec disparition de l'otorrhée.

Observation XXII. — *Otite chronique ancienne. Guérison ; puis récidive avec ostéo-périostite de l'apophyse. Trépanation. Guérison.*

Per... (Henri), six ans. Ecoulement intermittent, par le conduit, remontant à deux ans environ ; il avait totalement cessé quand, il y a deux mois, il recommença plus abondant durant deux ou trois jours, puis disparut. Il y a trois semaines, début de la tuméfaction apophysaire, avec douleurs vives, à exaspération nocturne, insomnies, appétit nul. L'enfant est présenté, le 26 mars 1895, à la consultation. Pas de température. — Le même jour, opération. Apophyse dénudée. L'os est spongieux, s'entame facilement sous la curette et l'on arrive rapidement sur le sinus latéral, qui est mis à nu. L'os est réduit à l'état de bouillie, se laissant enlever avec une extrême facilité. L'antre est complètement évidé ; l'oreille moyenne paraissant indemne on limite l'opération. Guéri le 4 juin 1895.

Observation XXIII. — *Abcès mastoïdien fistulisé. Trépanation. Mort.*

Dev... (Aimée), quatorze mois. A eu la coqueluche à cinq

mois, depuis lors tousse constamment. Il y a quatre mois, otorrhée, survenue sans température ni douleurs. L'abcès mastoïdien a débuté il y a trois semaines et s'est développé rapidement. Actuellement gonflement rétro-auriculaire considérable, trajet fistuleux laissant échapper quelques gouttes de pus.

Opérée le 23 avril 1895. Apophyse largement dénudée, trépanation spontanée au point d'élection. Évidement de l'antre. — Par la suite les pansements furent effectués régulièrement, mais l'état général resta toujours mauvais. L'enfant fut reçue, le 8 juin, dans le service de M. Netter. — Décédée le 15 juin. — Pas d'autopsie.

Observation XXIV. — *Abcès mastoïdien.*

Ger... (Charles), douze ans. En mars, violentes douleurs d'oreilles, bientôt suivies d'un écoulement abondant. L'abcès volumineux date de quinze jours. Le 25 avril 1895, trépanation de l'apophyse. L'aditus et la caisse paraissent sains. — Guérie le 22 juin.

Observation XXV. — *Abcès mastoïdien fistulisé. Trépanation. Guérison.*

Juy... (Jeanne), trois ans. Broncho-pneumonie à six mois. A un an, rougeole et, immédiatement après, scarlatine. Otite moyenne consécutive avec otorrhée fétide et très abondante. État général médiocre. En décembre 1894, abcès mastoïdien ouvert spontanément, puis cicatrisé. Depuis le mois de janvier 1895 est soignée à la consultation de M. Boulay. Le 26, nouvel abcès mastoïdien, la peau au niveau du point d'ouverture du premier abcès se fistulise ; il s'écoule une petite quantité de pus jaune verdâtre. — Le 28 mai 1895, opération. On arrive à travers des tissus fongueux sur l'apophyse qui présente deux trajets fistuleux. L'un deux siégeant au point d'élection est soigneusement cureté; puis, sur le protecteur, on fait sauter le point osseux qui le sépare du second. On obtient ainsi une vaste cavité encore agrandie par le curetage des parties environnantes. L'aditus est obturé par des fongosités très molles, mais les lésions ne paraissent pas suffisantes pour poursuivre l'opération. L'écoulement par le conduit persista jusqu'au 2 novembre. — Guérison complète le 30 novembre avec disparition de l'otorrhée.

Observation XXVI. — *Fistule mastoïdienne avec abcès ganglionnaire fistulisé. Trépanation. Guérison.*

Leg... (Maria-Marie), trois ans. Pas d'antécédents héréditaires. Rougeole à huit mois ; puis, à un an, bronchite. L'écoulement est apparu, il y a un an ; peu de temps après apparut un abcès mastoïdien qui fut incisé. — Ablation d'un volumineux séquestre.

Pendant un mois, la mère conduisit l'enfant assez régulièrement au pansement, puis cessa de venir. A cette époque, l'incision n'était pas fermée ; il existait encore un trajet fistuleux, par lequel s'écoulait une petite quantité de pus. Otorrhée peu abondante, qui d'ailleurs, depuis l'apparition de l'abcès, était demeurée constante.

Cet état persista jusqu'à il y a six mois ; à ce moment apparut un adéno-phlegmon sous-maxillaire, qui fut incisé à Saint-Louis. A la suite de cette opération persista un trajet fistuleux par lequel s'écoulait une assez grande quantité de pus.

Actuellement il existe, derrière le pavillon, un sillon assez profondément déprimé, au fond duquel il existe un trajet fistuleux par lequel s'écoule du pus mélangé de sang. L'écoulement par le conduit est peu abondant. Au-dessous du pavillon et dans l'angle rétro-maxillaire, il existe un paquet ganglionnaire volumineux, dur ; le trajet fistuleux vient s'ouvrir, un peu au-dessous de l'angle du maxillaire inférieur, au niveau du point où fut faite l'incision primitive. La peau sur toute cette étendue est rouge, eczémateuse.

Le 10 juin 1895, *opération*. — Incision partant du lobule du pavillon et venant aboutir à l'angle du maxillaire. On arrive sur des ganglions situés en arrière de la jugulaire, qui sont adhérents et disséqués. Ablation d'un ganglion profond, situé en arrière du tronc thyro-linguo-facial.

Fistule mastoïdienne. — Incision rétro-auriculaire. On arrive sur l'apophyse qui présente, au niveau du point d'élection, une fistule de la dimension d'une lentille environ ; on l'agrandit à la curette. L'autre est remplacé par une cavité assez volumineuse, remplie de fongosités qui sont soigneusement enlevées. Guérison complète le 17 octobre 1895.

Observation XXVII. — *Abcès mastoïdien.*

Cam... (Alice), onze ans. A cinq ans scarlatine, puis bronchites successives, mais ne tousse plus depuis quatre ans. Il y a six mois, s'est plaint de légers bourdonnements de l'oreille droite, mais n'a jamais eu d'écoulement. Début il y a huit jours ; actuellement abcès rétro-auriculaire volumineux. — L'aspect général est peu satisfaisant : l'enfant est chétive, maigre et pâle, a la diarrhée depuis quatre jours et se plaint de douleurs abdominales. — Trépanation le 15 juillet 1895 ; perforation siégeant à peu près au niveau de l'antre ; évidemment. Guérie le 23 septembre.

Observation XXVIII. — *Abcès mastoïdien.*

Ott... (Marcel-Félix), deux ans et demi. Enfant rachitique, élevé au biberon, a eu la rougeole il y a deux mois. Le début remonte à trois semaines environ, époque à laquelle la mère s'aperçut que la région apophysaire devenait douloureuse et que l'enfant ne pouvait dormir sur le côté gauche. — Actuellement abcès mastoïdien volumineux, décollant le cuir chevelu sur tout le pourtour du pavillon. — Trépanation le 2 septembre 1895 ; perforation spontanée. — Guéri le 19 octobre.

Observation XXIX. — *Abcès mastoïdien.*

Mus... (Juliette), trois mois et demi. Depuis l'âge de cinq semaines il existe de l'otorrhée des deux côtés. L'abcès, qui siège du côté droit, est apparu il y a huit jours environ. Opérée le 27 août 1895. On trouve au lieu d'élection une large trépanation spontanée. Curetage de l'antre et des parois de l'abcès.

21 septembre. — L'écoulement par le conduit n'a guère

diminué après l'opération. La cavité se remplit de bourgeons charnus qui sont cautérisés chaque fois.

Cet état persista jusqu'au 24 septembre, moment où l'otorrhée disparut. Le 19 novembre, guérison. — L'écoulement persista à gauche, traitement habituel.

Observation XXX. — *Abcès mastoïdien.*

Ham... (Gabrielle), vingt-sept mois. L'enfant, de santé délicate, a eu un érisypèle à huit mois. L'écoulement, qui date de cinq semaines, est survenu sans cause connue ; huit jours après son début, et durant le cours d'une éruption morbilliforme, apparut la tuméfaction apophysaire. — Pas de température. — Trépanation le 18 novembre 1895. — Guérie le 11 février 1896.

Observation XXXI. — *Abcès mastoïdien avec trépanation spontanée au niveau de la paroi postérieure du conduit.*

Mar... (Paul), deux ans et demi. Le début de l'otite semble remonter à un an environ. Il y a un mois, l'enfant a eu la grippe. L'otorrhée devint alors plus abondante ; depuis huit jours, l'apophyse est devenue douloureuse. — A l'examen otoscopique, on constate une chute de la paroi postéro-supérieure du conduit, empêchant l'inspection de la membrane. Pas de température.

Le 31 décembre 1895, *opération.* — On constate que le point fluctuant correspond à un amas de fongosités, répondant à une ouverture située au niveau de la paroi postérieure du conduit auditif membraneux. Ouverture de l'antre. Guéri le 19 mai 1896. Revu dans les premiers jours de septembre 1897 ; excellent état.

Observation XXXII. — *Abcès mastoïdien.*

Web... (Eugénie), huit mois. A six mois et demi, varicelle, puis rash morbilliforme, suivi d'otorrhée. La tuméfaction date de trois jours environ. L'écoulement a totalement disparu. Trépanation le 5 janvier 1896. — Guérie le 4 mars.

Observation XXXIII. — *Abcès mastoïdien.*

Bluw... (Marguerite), six ans et demi. Il y a quinze jours, douleurs auriculaires violentes, accompagnées de maux de tête et, trois ou quatre jours après, tuméfaction apophysaire ; à ce moment, la température, prise par le médecin appelé, serait monté, dit la mère, jusqu'à 40°. L'écoulement par le conduit aurait été postérieur et daterait seulement de quatre ou cinq jours. Le 2 mai 1896, trépanation de l'apophyse. — Guérie le 11 juillet.

Observation XXXIV. — *Abcès mastoïdien.*

Bav... (Mathilde), six ans et demi. Dans les antécédents, on relève qu'un frère a eu, pendant un an, un écoulement purulent par l'oreille gauche. L'enfant, née à terme, élevée au sein, a eu la varicelle à deux ans et demi et la rougeole à trois ans.

Le 16 avril 1896, elle est admise et soignée à Trousseau pour scarlatine ; quinze jours après, otite moyenne double. L'enfant sort le 31 mai, conservant de l'otorrhée. Il y a huit jours, douleurs vives au niveau de l'apophyse, puis gonflement.

Le 8 juin 1896, ouverture de l'abcès qui est petit et superficiel. On trouve au-dessus et en arrière de l'épine une perforation spontanée, assez petite, par laquelle on pénètre avec la curette dans une cavité pouvant loger un petit pois et paraissant entouré d'os éburné. Cependant, au niveau de l'antre, le stylet s'engage dans un très petit orifice par lequel, d'un coup de curette, on pénètre dans les cellules. Guérie le 29 août même année.

Observation XXXV. — *Ostéo-périostite de l'apophyse.*

Cour... (Robert), deux ans et demi. A eu la rougeole en janvier 1896. Jamais l'enfant n'a eu d'otorrhée ni de douleurs d'oreille. Il a fait une chute il y a trois semaines, et c'est le lendemain qu'aurait débuté la tuméfaction apophysaire. Actuellement, abcès volumineux, qui est incisé le 12 juin 1896. L'os est dénudé dans l'étendue d'une pièce de 20 centimes environ, on l'attaque à ce niveau avec la curette, il est gris jaunâtre, friable; on l'évide à la curette, on ramène des fongosités, mais il n'y a pas de collection purulente nette dans les cellules mastoïdiennes. — Guéri le 19 septembre 1896.

Observation XXXVI. — *Abcès mastoïdien.*

Jour... (Lucie), trois mois. L'abcès mastoïdien est apparu, il y a quinze jours, sans otorrhée; l'enfant n'a jamais cessé de prendre le sein. Le 7 juillet 1896, incision d'un volumineux abcès. Il existe, au lieu d'élection, un point dénudé, par lequel, avec la curette, on pénètre dans l'antre qui est plein de pus et de fongosités. — Guérie le 3 octobre, même année.

Observation XXXVII. — *Abcès mastoïdien.*

Fech... (Georges), sept ans. Otite moyenne double, consécutive à rougeole survenue en janvier 1896. Abcès petit, douloureux, datant de trois jours environ et apparu avec les symptômes habituels; otorrhée abondante. Trépanation le 31 juillet 1896. Antre plein de pus, aditus sain. Guéri le 9 octobre, même année, avec disparition de l'otorrhée.

Observation XXXVIII. — *Abcès mastoïdien.*

Ar... (Paul), neuf ans. Otite moyenne double, survenue dans le cours de diphtérie. Le 7 octobre 1896, diminution de l'otorrhée du côté droit et apparition de la tuméfaction apophysaire. La palpation est peu douloureuse ; mais l'enfant est agité, sans sommeil, refuse le biberon. Température, 39°,3. Pouls, 130.

Trépanation le 9 octobre 1896. Perforation spontanée au lieu d'élection. L'antre est rempli de pus. L'os est friable. La température tombait le lendemain de l'opération, et la guérison était complète le 21 novembre.

Observation XXXIX. — *Abcès mastoïdien.*

Thieb... (Hélène), quatre mois et demi. Otite moyenne consécutive à un coryza aigu ; puis, il y a dix jours, début des accidents apophysaires. Actuellement, abcès volumineux, incisé le 2 janvier 1897. Trépanation de l'antre et curetage. Guérie le 6 février.

Observation XL. — *Fistule mastoïdienne.*

Lac... (Henri), quatre ans. Cet enfant, sans antécédents héréditaires, a quatre frères et sœurs en bonne santé ; un frère est mort de méningite en bas âge. Il a eu la coqueluche, puis la rougeole en 1896. Il y a deux mois, l'état général devint mauvais ; l'enfant perdit l'appétit, dormait mal ; puis, au bout de quelques jours, apparut, en arrière du pavillon, une légère tuméfaction sans otorrhée concomitante. Le médecin appelé ordonna d'abord des cataplasmes ; puis, il y a quinze jours, incisa l'abcès devenu volumineux. Les douleurs disparurent et, immédiatement, il se produisit un écoulement de pus très fétide par le conduit.

L'enfant est conduit à la consultation le 27 février 1897. On constate derrière l'oreille droite une petite dépression, cicatrice d'une fistule tarie depuis la veille seulement ; pas de douleurs à la pression, très léger œdème ; l'otorrhée a également disparu depuis la veille ; à la palpation on sent une fluctuation peu nette.

Opéré le 27 février 1897. Sous l'incision primitive, cicatrisée, on trouve un amas de fongosités, aboutissant à un pertuis osseux situé au niveau de l'antre. Évidement de l'apophyse qui contient du pus concret. Guéri le 31 mars.

Observation XLI. — *Abcès mastoïdien.*

Schum... (Marcelle), neuf mois. Abcès mastoïdien ayant débuté il y a huit jours, avec symptômes habituels et sans otorrhée préexistente. Trépanation le 5 mars 1897. Guérie le 14 mai.

Observation XLII. — *Abcès mastoïdien.*

Poch... (Juliette), deux mois. Il y a un mois, otorrhée double survenue sans cause connue ; puis, huit jours après, et du côté gauche, abcès mastoïdien actuellement de la grosseur d'une noix; l'écoulement par le conduit est abondant et fétide. Il existe de la paralysie faciale apparue dès le début de la tuméfaction. Le 6 mars 1897, trépanation. A l'examen du pus, pratiquée par M. Tollemer, interne des hôpitaux, on trouve du streptocoque. La cavité était comblée et cicatrisée le 6 avril ; mais l'écoulement persistait des deux côtés, malgré le traitement habituel. L'enfant fut soignée par M. Boulay, puis cessa d'être conduite à l'hôpital.

Observation XLIII. — *Abcès mastoïdien.*

Duh... (Eugène), quatre ans. Les antécédents héréditaires sont nettement mauvais. Le père est mort tuberculeux, la mère est bien portante ; mais, sur six enfants qu'elle a eus, un est mort à dix mois de méningite, un autre de tuberculose pulmonaire, un troisième du croup ; trois autres enfants sont en bonne santé.

Celui-ci a eu la diphtérie il y a un mois, et, durant la maladie, une otite moyenne double avec écoulement abondant. C'est il y a trois jours qu'est apparue la tuméfaction apophysaire, actuellement très accentuée, fluctuante et siégeant du côté gauche.

Le 9 mars 1897, incision de l'abcès. Trépanation spontanée au lieu d'élection. Évidement de l'antre. Le traitement habituel fut institué pour le côté gauche ; l'otorrhée disparut rapidement à droite, mais persista à gauche jusqu'au 10 avril ; le 23 du même mois, la cavité était comblée et cicatrisée.

Observation XLIV. — *Abcès mastoïdien.*

Pruv... (Georges), un an. Otite moyenne consécutive à rougeole; puis, tuméfaction apophysaire avec disparition de l'otorrhée. Le 19 avril 1897, incision de l'abcès qui est volumineux; perforation spontanée au lieu d'élection. Évidement de l'antre rempli de fongosités et de masses cholesteatomateuses. Guéri le 8 juin.

Observation XLV. — *Ostéite de l'apophyse.*

Giss... (Louise), deux ans et demi. Rougeole à un an et demi.

Il y a quatre mois, la mère constata, dit-elle, en arrière du pavillon une petite tumeur grosse comme une noisette. Il n'y a jamais eu d'otorrhée, ni de température ; l'enfant ne se plaignait pas de son oreille, mangeait et dormait bien. Depuis cette époque, la tumeur n'a pas grossi, mais la peau, à ce niveau, est devenue progressivement rouge : actuellement fluctuation nette.

Opérée le 18 mai 1897. Dénudation de l'apophyse au lieu d'élection, large comme une lentille environ. Évidement de l'apophyse complètement nécrosée. Guérie le 8 juillet 1897. Revue à la fin du même mois en parfait état.

Observation XLVI. — *Abcès mastoïdien.*

Weyer... (Pierre), trois ans et demi. Les parents sont en bonne santé ; mais, sur douze enfants, cinq seulement vivent encore, sept sont morts de méningite. Il y a quinze jours, et sans cause connue, écoulement par le conduit droit. Il n'y eut ni douleurs, ni symptômes fébriles. Huit jours après, apparition de la tuméfaction apophysaire, actuellement peu volumineuse, douloureuse seulement à la pression et non fluctuante. L'otorrhée persiste, il n'y a pas de température. Le 3 juillet 1897, trépanation. Perforation spontanée au lieu d'élection ; évidement de l'antre, spacieux et plein de fongosités ; l'aditus est très large : en y introduisant la curette pour enlever quelques fongosités qui l'obstruent on ramène le marteau. Guéri le 2 novembre avec disparition de l'otorrhée.

Observation XLVII. — *Ostéo-périostite de l'apophyse.*

Menj... (Lucien), un an. Rougeole à cinq mois ; puis, quelques jours après, impetigo du cuir chevelu accompagnée d'adenite cervicale, double, suppurée que l'on incisa. La tuméfaction apophysaire date de douze jours environ et n'a pas été précédée d'otorrhée. L'abcès, volumineux, est incisé le 26 juillet 1897. Apophyse dénudée, nécrosée sur plusieurs points, évidement de l'antre. Guéri le 7 septembre.

Observation XLVIII. — *Abcès mastoïdien fistulisé.*

Petig... (Raoul), quatre ans. Les antécédents héréditaires sont bons. L'enfant est d'apparence délicate, il tousse facilement; il a eu une bronchite aiguë à trois ans et, trois mois plus tard, une broncho-pneumonie. L'otorrhée est survenue il y a six semaines, sans douleurs et sans fièvre; quinze jours plus tard, l'enfant se plaint de sa mastoïde; le lendemain début de l'abcès qui s'ouvre spontanément quelques jours après. Actuellement, apophyse non douloureuse, trajet fistuleux par laquelle s'écoule du pus peu abondant.

Opéré le 18 août 1897. Perforation spontanée. Évidement de l'antre plein de fongosités et des cellules de la pointe. Guéri le 14 octobre.

2° Récidives.

Observation XLIX. — *Abcès mastoïdien. Récidives. Guérison.*

Guil... (Louis), trois mois. Le père est porteur, depuis l'âge de huit ans, d'une otite moyenne chronique; un frère de sept ans, une sœur de cinq sont en bonne santé. L'enfant n'a jamais eu la moindre indisposition ; il s'élève bien.

La tuméfaction apophysaire est apparue, il y a huit jours environ, sans otorrhée concomitante, sans souffrance et sans que l'enfant cessât de prendre le sein. L'abcès est actuellement de la grosseur d'une noix environ, il est situé au niveau du conduit et est indolore à la palpation.

Le 21 avril 1895, l'abcès est incisé. On trouve un petit point dénudé au-dessus du conduit auditif. Trépanation simple de l'apophyse. La plaie trois mois plus tard était cicatrisée.

Le 21 septembre 1895, l'enfant est ramené pour un nouvel abcès rétro-auriculaire. Après incision, l'os apparaît dénudé en un point; par un fin pertuis s'écoule une petite quantité de pus. Trépanation à ce niveau. L'os est friable, l'antre est envahi par des fongosités qui sont curetées.

L'aditus apparaît également plein de fongosités, il est nettoyé mais la caisse n'est pas ouverte. A noter : la couche osseuse corticale s'était complètement reformée depuis la dernière intervention.

Trois mois plus tard l'enfant semblait guéri.

Le 22 mars 1896, l'enfant souffrait de nouveau de sa région apophysaire. Conduit à la consultation, on constate que la cicatrice est soulevée par un nouvel abcès.

Opération le 25 mars. Au fond de l'abcès que l'on incise, on trouve l'os dénudé, il existe un petit trajet fistuleux au niveau de l'antre. Par ce pertuis on arrive dans une vaste cavité pleine de fongosités. Ouverture de la caisse.

L'examen bactériologique fait par M. Ghika, interne des hôpitaux, fut le suivant : pneumocoque très virulent. Une culture faite sur bouillon, prise au troisième jour et injectée à une souris, amena la mort en douze heures.

La guérison était obtenue le 14 novembre 1896.

Le 8 février 1898, l'enfant était conduit à la consultation de M. le docteur Boulay. A l'examen on constate, en arrière du pavillon, une cicatrice déprimée. Le conduit est très largement dilaté et son diamètre est tel, qu'il est facile d'apercevoir sans spéculum la face interne de la caisse. Il existe, au niveau du promontoire, un petit point dénudé, accompagné d'un léger suintement. Ce point est touché à l'acide chromique, on effectue ensuite un tamponnement avec une mèche de gaze iodoformée.

L'enfant fut conduit régulièrement au pansement. Dans les premiers jours de mars 1898, l'enfant fut atteint de rougeole et pansé à domicile. Fait intéressant à noter : le père revu à cette époque déclare que, depuis un an, l'écoulement par le conduit, dont il était porteur depuis l'âge de huit ans, a disparu ; mais une fillette de huit ans et un bébé de six mois sont atteints d'otorrhée intermittente.

La guérison était complète en mai 1898.

Observation L. — *Abcès mastoïdien. Trépanation simple. Récidive. Ouverture de la caisse. En traitement.*

Kl... (Jeanne), neuf ans et demi. Les antécédents héréditaires sont médiocres : la mère est bien portante mais le père est soigné, depuis longtemps, pour une bronchite tuberculeuse ; un frère est mort, vraisemblablement, de tuberculose généralisée ; trois frères jouissent d'une bonne santé.

L'enfant a eu la rougeole à quatre ans. L'otorrhée date d'un an environ et serait apparue brusquement, sans cause connue. C'est il y a huit jours, que la mère s'aperçut d'une légère tuméfaction apophysaire, accompagnée de douleurs violentes à exacerbations vespérales.

Actuellement, il existe derrière le pavillon un abcès assez bien circonscrit, de la grandeur d'une pièce de 2 francs, et très nettement fluctuant. Depuis l'apparition des douleurs l'otorrhée a disparu.

Le 7 mai 1895, trépanation de l'apophyse. Les pansements furent effectués régulièrement et, le 29 juin, la guérison était complète avec dépression rétro-auriculaire faible bien épidermisée et disparition complète de l'otorrhée.

Dans les premiers jours de mars, l'enfant fut ramenée au pansement, l'écoulement par le conduit ayant reparu. Le traitement habituel fut institué ; mais de nouveau, dans le courant du mois de mai, la région apophysaire devint extrêmement douloureuse.

A l'examen, on trouve la cicatrice soulevée par une tuméfaction grosse comme une amande, fluctuante ; la palpation provoque une douleur très vive.

Le 18 mai 1897, nouvelle opération. Incision rétro-auriculaire passant par la tuméfaction où il n'y a pas de pus, mais seulement du tissu fongueux. La surface de l'apophyse n'est pas perforée, et, en trépanant l'antre au lieu d'élection, l'épine de Henle étant très bien marquée, on trouve un tissu un peu spongieux, mais pas de cavité. Ouverture de la caisse.

Paralysie faciale consécutive. Pansements réguliers. En juillet 1898, l'état local est le suivant : cavité bien épidermisée, au niveau de l'antre. La suppuration, peu abondante, est uniquement limitée à la caisse. La paralysie faciale s'est améliorée. Invisible quand la figure est au repos, elle apparaît très nettement aussitôt que l'enfant se met à rire ou à pleurer.

Observation LI. — *Abcès mastoïdien. Trépanation. Guérison. Récidive. En traitement.*

Alex... (Charles), deux ans et demi. Otite moyenne gauche consécutive à rougeole, survenue il y a trois semaines. Depuis huit jours, gonflement progressif de la région mastoïdienne et disparition de l'otorrhée. Actuellement, abcès mastoïdien typique.

Opération le 12 juin 1897. Trépanation spontanée au lieu d'élection ; par cet orifice s'écoule du pus en assez grande quantité ; évidement à la curette de l'antre qui est plein de fongosités. Guéri le 7 septembre.

L'enfant est ramené dans le service dans le courant du mois de mai 1898. Depuis huit jours il est apparu, dans le cours d'une bronchite et sans douleurs concomitantes, une tuméfaction rétro-auriculaire grosse comme un œuf de pigeon environ. Cette tuméfaction fluctuante est absolument indolore au palper. Il n'y a pas eu d'otorrhée.

Opération. — Après incision de la peau, on tombe dans une poche contenant très peu de pus, mais des fongosités abondantes. Celles-ci sont enlevées à la curette, et l'on arrive rapi dement dans la cavité effectuée lors de la première intervention et qui est bourrée de fongosités. Après curetage, on attaque les parois de cette cavité ; l'os spongieux, ramolli, saignant, se laisse facilement enlever ; on l'agrandit à la curette jusqu'à ce que l'on rencontre du tissu paraissant sain. On enlève quelques fongosités qui obstruent l'aditus. Les lésions ne paraissant pas s'étendre à la caisse, on limite l'opération.

Pas de suites opératoires. Suppuration peu abondante. En juin 1898, la cavité commençait à se combler et à bourgeonner. Malheureusement, l'enfant est conduit très irrégulièrement au pansement,

3° Ouverture de l'antre et de la caisse.

Observation LII. — *Otite moyenne. Abcès mastoïdien. Trépanation de l'antre. Séquestre. Ouverture de la caisse. Mort.*

Delf... (Jeanne), six mois. L'otorrhée double est survenue il y a trois mois, sans cause connue. Pas d'antécédents héréditaires. A la fin de décembre 1894, la mère remarqua que le pavillon se décollait légèrement ; l'enfant parut d'ailleurs, à cette époque, éprouver des douleurs assez vives ; elle refusait le sein, dormait mal et pleurait constamment. Le 1er janvier, l'écoulement disparut ; à partir de ce moment, la tuméfaction apophysaire s'est considérablement accrue. Depuis deux ou trois jours, l'oreille recommence à couler. Pas de température. Il existe de la douleur à la pression, mais il ne semble plus y avoir de douleurs spontanées ; l'enfant est redevenue calme et ne se plaint plus.

Opérée le 13 janvier 1895. L'os est largement dénudé. Toutes les parties friables sont enlevées à la curette qui, chemin faisant, rencontre un séquestre superficiel, assez volumineux, presque entièrement mobilisé. Après évidement à la curette de toutes les parties cariées, on a une vaste cavité, s'étendant à toute l'apophyse et allant jusque dans la caisse. Au-dessus de l'aditus, la dure-mère est à nu.

Les pansements furent, par la suite, effectués régulièrement. Mais, vers le 15 mars, l'état général, qui d'ailleurs n'avait jamais été bien brillant, s'aggrava. L'enfant, de nouveau, refusa le sein et se mit à se plaindre. Eu égard à cet état, l'enfant fut pansée chez sa mère.

10 mars 1895. Examen. — L'enfant est agitée, se plaint, la température est élevée (39°6). A l'auscultation, on constate des deux côtés des foyers de broncho-pneumonie. La plaie auriculaire a bon aspect. Décédée le 20 mars.

Observation LIII. — *Otite chronique. Abcès mastoïdien. Ouverture de l'antre et de la caisse. Guérison.*

Pay... (Eugénie), quatre ans. L'otorrhée, survenue sans cause connue à huit mois, est restée très abondante jusqu'à un an; elle a beaucoup diminué depuis. A trois ans et demi, coqueluche; puis, il y a quinze jours, coryza aigu. A partir de ce moment l'ouïe, qui de ce côté était déjà mauvaise, devint absolument nulle; l'enfant se plaignit de souffrir de son oreille et bientôt apparut un léger gonflement rétro-auriculaire, qui depuis s'est considérablement accru. Pas de température.

Trépanation le 7 juin 1895. — L'antre contient une certaine quantité de pus, l'aditus est plein de fongosités; après avoir fait sauter sa paroi externe sur le protecteur, on arrive dans la caisse qui contient des bourgeons charnus et que l'on curette. — Guérie le 22 septembre 1896. — Revue en parfait état en janvier 1897.

Observation LIV. — *Abcès mastoïdien. Trépanation. Ouverture de la caisse. Guérison.*

Guen... (Camille), sept mois. L'otorrhée, assez abondante, est apparue, il y a un mois environ, sans douleurs ni insomnie. Quelques jours après, gonflement de la région mastoïdienne. — Trépanation le 20 août 1895. Perforation large comme une forte lentille, située juste derrière la partie postéro-supérieure du conduit. Evidement à la curette d'une vaste cavité qui va jusque dans la caisse et qui est remplie de tissu lardacé et caséeux. Guéri le 20 décembre. — Revu le 8 février 1895; la guérison se maintient.

Observation LV. — *Abcès mastoïdien, sans otorrhée. Ouverture de l'antre et de la caisse. Guérison.*

Jac... (Paul), cinq mois. Début il y a douze jours, sans cause connue, sans otorrhée ni douleurs. L'abcès, volumineux, projette le pavillon en avant et diminue considérablement la lumière du conduit. Le 11 octobre 1895, incision de l'abcès, évidement de l'antre et de la caisse. — Guéri le 10 décembre 1895. — Revu le 28 février 1896. Cicatrice parfaite, indolore.

Observation LVI. — *Fistule mastoïdienne. Trépanation. Ouverture de la caisse. Suppuration du promontoire. En traitement.*

Frad... (Sophie), huit ans. Le père a eu des hémoptysies; la mère, de santé délicate, a eu quatre enfants, dont trois se portent bien. Celle-ci tousse depuis la naissance, elle a eu la rougeole à trois ans et, quelque temps après, la scarlatine. A cinq ans, est survenue du côté gauche, et sans douleurs concomitantes, une otorrhée intermittente. Au mois d'août 1895, abcès mastoïdien ; le médecin appelé l'incise; depuis, trajet fistuleux par lequel s'écoule du pus fétide. L'écoulement, qui avait

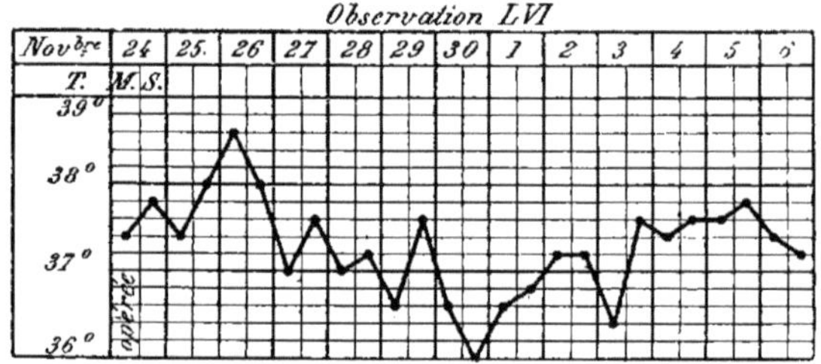

disparu totalement lors du développement de l'abcès, a reparu immédiatement après son incision et n'a pas cessé depuis.

Le 23 novembre, l'enfant est présentée à la consultation. Il existe, en arrière du pavillon, deux trajets fistuleux : l'un, immédiatement en arrière du sillon rétro-auriculaire, est obturé par un bouchon de pus ; le second, qui occupe le sommet d'une élevure rouge et tuméfiée, est situé en arrière et au-dessous du premier.

Opérée le 24 novembre 1895. — Après incision des téguments, on tombe dans une vaste cavité occupant la région de l'antre et se prolongeant horizontalement vers l'aditus. — Ouverture de la caisse et évidement des cellules remplies de fongosités.

La suppuration fut extrêmement abondante, durant les premiers temps, mais l'état général fut toujours parfait. La cavité était comblée en septembre 1896 ; il n'existait alors qu'un très petit orifice rétro-auriculaire bien épidermisé. Le conduit, largement dilaté, permettait d'apercevoir la caisse épidermisée, sauf un point gros comme un grain de blé situé au niveau du promontoire et fournissant un très léger suintement.

Depuis, l'état local n'a pas changé ; on constate toujours à ce niveau la même petite surface dénudée, tachant, à chaque pansement, la mèche d'une gouttelette de pus. L'enfant est d'ailleurs très régulièrement conduite au pansement. (Même état en juillet 1898.)

Observation LVII. — *Otite double. Abcès mastoïdien gauche. Ouverture de l'antre et de la caisse. Mort.*

Cari... (Fernande), vingt mois. Le père est atteint, depuis une époque qu'il ne peut préciser, d'écoulement intermittent par le conduit. Rien à noter du côté maternel ; un enfant est mort de méningite.

Celle-ci, élevée au sein, a eu la rougeole il y a trois semaines, et, durant la convalescence, est apparu un écoulement bilatéral. L'otorrhée a cessé à droite il y a trois jours, en même temps qu'apparaissait une tuméfaction rétro-auriculaire qui a beaucoup augmenté depuis.

Le 29 décembre 1895, incision de l'abcès. Trépanation de l'antre, évidement de cette cavité et de l'aditus qui sont remplis de fongosités ; — ouverture de la caisse dont on extrait à la curette l'enclume et le marteau cariés.

Il y eut, quelques jours après l'opération, de la température qui disparut après le premier pansement. Mais l'état général resta médiocre par la suite et la suppuration fut toujours abondante.

Le 18 janvier, en conduisant l'enfant au pansement, la mère fit observer que celle-ci était moins gaie, qu'elle mangeait mal et toussait un peu. A l'examen on ne trouve guère que quelques râles de bronchite. Pas de température.

L'enfant est ramenée le 20. Température 39. — Plaie sèche, l'enfant est triste et abattue.

Même état le 21. Température 39°. — La mère refuse de laisser son enfant. On apprit, par la suite, que la mort était survenue le lendemain.

OBSERVATION LVIII. — *Fistule mastoïdienne. Ouverture de l'antre et de la caisse. En traitement.*

Loch... (Patrice), treize ans. Cet enfant, fils unique de parents bien portants, est présenté à la consultation le 4 février 1896.

A l'âge de dix ans, il a fait une chute dans un escalier et le côté gauche de sa tête a porté sur une marche ; huit jours après appàraissait, en arrière du pavillon, une grosseur du volume d'une cerise, et quelques jours après, de l'otorrhée qui fut traitée par des injections boriquées.

Cet état persistait durant trois mois environ ; brusquement la tumeur apophysaire devenait douloureuse : il se formait à son niveau un abcès qui, quelques jours plus tard, s'ouvrait spontanément ; il persiste, depuis, un trajet fistuleux, avec écoulement concomitant par le conduit.

L'enfant est opéré le 8 mars 1896. On trouve au lieu d'élection une perforation spontanée conduisant dans l'antre que l'on trouve rempli de fongosités qui obturent également l'aditus et la caisse que l'on ouvre.

Pas de température. Pansements réguliers. La suppuration pendant plusieurs mois fut extrêmement abondante. Il fut nécessaire, pour maintenir ouverte l'ouverture postérieure, de cautériser ou d'enlever à la curette, à chaque pansement, des bourgeons charnus qui avaient tendance à l'obturer et se reproduisaient chaque fois.

En septembre 1897, ces bourgeons disparaissaient presque totalement et peu après, en octobre, l'orifice postérieur s'épidermisait ; on put, alors, apercevoir la caisse, ce qui avait été à peu près impossible jusque-là, ces bourgeons envahissant jusqu'au conduit et saignant abondamment au moindre attouchement. Elle est obturée par des bourgeons que l'on cautérise ; et, par un orifice rétréci correspondant au cadre tympanal, on introduit la mèche que l'on tamponne fortement.

Depuis cette époque la suppuration va toujours en diminuant, mais la caisse a toujours tendance à s'obturer ; avec le stylet on sent un point dénudé au niveau du promontoire (juillet 1898).

OBSERVATION LIX. — *Otite chronique. Abcès mastoïdien. Ouverture de l'antre et de la caisse. Guérison.*

Treg... (Henri), un an. Cet enfant dont les antécédents héréditaires sont bons a eu, il y a un an, un abcès sous-maxillaire ; il existe, d'ailleurs, à ce niveau un paquet ganglionnaire assez volumineux. L'otorrhée est survenue peu de temps après et a persisté très abondante jusqu'au mois de juin 1896. Elle a diminué depuis.

Les symptômes apophysaires datent de douze jours environ et ont été accompagnés de fièvre, de frissons, d'inappétence. Le 25 juillet, le médecin appelé incisa l'abcès qui était volumineux. Le soulagement fut immédiat, mais l'incision très petite se fermait le lendemain et le pus se collecta de nouveau. Il existe, actuellement, une poche fluctuante extrêmement douloureuse à la pression ; la tuméfaction gagne, en haut, la fosse temporale. Pas de température.

Le 28 juillet 1896, incision de l'abcès. On arrive sur l'os dénudé qui n'est perforé en aucun point. Trépanation au lieu d'élection. On arrive dans une vaste cavité contenant des fongosités. La corticale est très amincie. En évidant les cellules de l'apophyse, le sinus est mis à nu sur une grande étendue. Ouverture de la caisse ; curetage de la région squameuse. L'écoulement du pus à ce niveau est assuré par un drain.

Il n'y eut pas de température. Le 20 février 1897, la guérison était complète, avec large ouverture rétro-auriculaire et conduit bien dilaté.

Revu le 18 juin même année en parfait état.

OBSERVATION LX. — *Otite moyenne chronique. Abcès mastoïdien. Ouverture de l'antre et de la caisse. Paralysie faciale. En traitement.*

Ched... (Juliette), cinq ans. Le père est mort tuberculeux, la mère est en bonne santé. Cette enfant a eu la rougeole à dix-huit mois et depuis tousse chaque hiver. Elle a eu la gourme, puis, une kératite purulente, guérie au mois d'août 1895, avec taies cornéennes ; enfin, en septembre même année, une otite moyenne gauche avec otorrhée abondante qui a persisté depuis.

L'enfant souffre de sa mastoïde depuis plusieurs mois et présente des poussées intermittentes pendant lesquelles l'otorrhée redouble. Dans l'une de ces poussées aiguës, apparue en mai 1896, accompagnée de douleurs violentes et suivie d'un écoulement abondant par le conduit, l'enfant a présenté pendant quelques jours de la parésie de la jambe droite.

Depuis cette époque, l'apophyse s'est progressivement tuméfiée, la peau est devenue rouge, œdémateuse.

Actuellement, abcès volumineux projetant le pavillon en avant, fluctuation nette, pas de douleur à la pression; mais, lorsqu'on comprime l'abcès, il s'écoule une assez grande quantité de pus par le conduit. Température, 37,2.

Opérée le 2 septembre 1896. Perforation spontanée; os friable, s'entamant facilement à la curette; évidement de l'antre, de l'aditus et de la caisse. On ne trouve, comme toute trace d'osselets, que la tête du marteau.

Pas de température consécutive, mais on note de la paralysie faciale immédiatement après l'opération.

L'enfant, gardée dans le service pendant un an, a été pansée régulièrement deux fois par semaine. A cette époque, la plaie suppurait peu et était en grande partie épidermisée; on sentait toutefois avec le stylet plusieurs points dénudés, dont un au niveau du promontoire.

Depuis le mois d'octobre 1897, les pansements sont très irréguliers, l'enfant reste fréquemment dix ou quinze jours sans être conduite au pansement. L'état local n'a pas changé.

A la suite d'observations faites à la mère, l'enfant recommença à être conduite régulièrement au pansement.

En juillet 1898 l'état local est le suivant : vaste cavité bien ouverte; il est extrêmement facile de distinguer l'antre, la caisse et l'aditus, ces cavités ayant été conservées à peu près telles que depuis l'opération. L'épidermisation est presque totale; on note cependant deux ou trois points, assez petits mais nettement dénudés. La suppuration est intermittente. Quelquefois nulle, elle est d'autres fois assez abondante.

La paralysie faciale s'est beaucoup améliorée.

Observation LXI. — *Otite chronique. Otite diffuse du temporal. Ouverture de l'antre et de la caisse. Guérison.*

V... (Jeanne), quatre ans. Pas d'antécédents héréditaires. L'enfant a eu la varicelle à huit mois, la rougeole à quatorze; puis, un peu plus tard, de l'impétigo accompagné de conjonctivite phlycténulaire. A deux ans et demi, otite moyenne avec écoulement abondant qui persiste depuis. Les accidents remontent à une quinzaine de jours et l'état général est devenu, de jour en jour, plus mauvais.

Actuellement il existe, au niveau de la mastoïde droite, une tuméfaction volumineuse d'un rouge violacé; douleur violente à la pression. Cette tuméfaction est assez mal délimitée ; en arrière elle s'étend jusque vers la nuque ; en avant, elle envahit la face ; la paupière supérieure est à demi fermée; la joue, la région temporale sont gonflées et douloureuses. Par le conduit s'écoule un pus jaune verdâtre, d'odeur repoussante.

L'enfant, d'ailleurs, bien que souffrant violemment, parle facilement ; à l'examen, il ne semble pas exister de symptômes du côté des méninges. Température, 39°,5.

Le 28 septembre 1896, on trépane l'apophyse ; l'antre et la caisse sont ouverts : ils sont l'un et l'autre remplis de pus, de fongosités et de bourgeons charnus.

A la suite de cette intervention, l'état général fut inquiétant durant plusieurs jours. Malheureusement les détails font défaut, la fiche où était noté l'état journalier et la feuille de température ayant été égarées.

Guérie le 28 janvier 1898, avec large cavité bien épidermisée et vaste ouverture rétro-auriculaire. Le 15 mars, l'enfant est ramenée au pansement ; en un point de la cavité, l'épiderme est soulevé par une gouttelette de pus. Le stylet explorant la surface osseuse à ce niveau ne rencontre pas de point dénudé, tamponnement iodoformé.

22 mars. — La gaze n'est pas tachée de pus, partout l'épiderme apparaît lisse.

29 mars. — Il existe un petit point non épidermisé, au niveau de la trompe, fournissant un très léger suintement.

Même état jusqu'en juin 1898, époque à laquelle ce suintement disparut.

Revue en juillet 1898. Bon état.

Observation LXII. — *Otite moyenne chronique ancienne. Abcès mastoïdien. Ouverture de l'antre et de la caisse. Guérison.*

Car... (Julia), sept ans. L'enfant, sans antécédents héréditaires, a eu la coqueluche, puis la rougeole à un an. Depuis quatre ans, il existe une otite moyenne double. C'est il y a

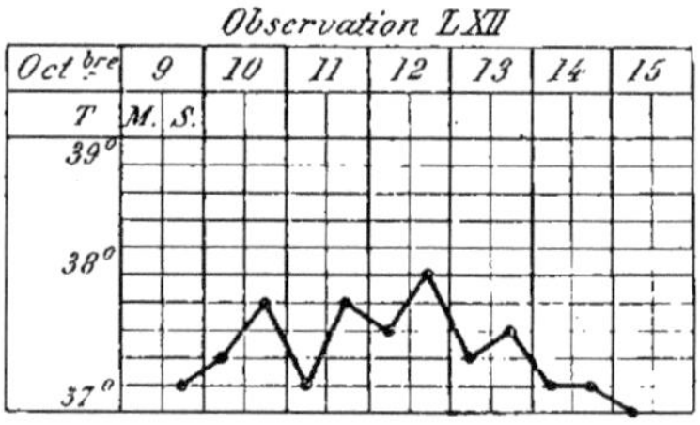

Observation LXII

Oct^bre	9	10	11	12	13	14	15
T	M. S.						
39°							
38°							
37°							

quinze jours, qu'a débuté l'abcès mastoïdien avec cessation brusque de l'otorrhée de ce côté. Depuis trois jours, on note de la fièvre, de l'insomnie et des douleurs violentes.

Le 9 octobre 1896, *opération*. Après incision de l'abcès, qui laisse écouler un pus abondant et fétide, on trépane au lieu d'élection et on arrive dans l'antre plein de fongosités ; il en existe également au niveau de l'aditus. Vu l'ancienneté de l'affection et les lésions objectives, on pénètre dans la caisse que l'on trouve remplie de bourgeons charnus ; il n'existe pas trace d'osselets. — Guérison le 23 avril 1897. — Du côté gauche, l'otorrhée, soignée par le traitement habituel, avait disparu rapidement.

Observation LXIII. — *Otite moyenne. Abcès mastoïdien. Ouverture de l'antre et de la caisse. Séquestre de la face interne de la caisse. Paralysie faciale. En traitement.*

Boud... (Isabelle), trois ans. Les antécédents héréditaires sont mauvais. Le père est de santé délicate, sa sœur et deux de ses frères sont morts tuberculeux. La mère, sujette aux bronchites, a eu plusieurs hémoptysies ; elle semble actuellement en bonne santé. Sur sept grossesses, il ne reste que trois enfants vivants ; deux nés avant terme n'ont pas vécu, un est mort à quatre ans vraisemblablement de bacillose : un autre, à peu près au même âge, de méningite. Deux autres enfants se portent bien.

Celle-ci, élevée au sein, tousse facilement ; elle a eu la rougeole à deux ans. L'otorrhée, survenue trois mois plus tard, en juillet 1896, était abondante et fétide, et fut traitée par des injections d'eau boriquée.

Il y a six jours, début de la tuméfaction apophysaire, accompagnée de fièvre, de frissons, de céphalalgie, de délire. Actuellement, gonflement rétro-auriculaire rouge, bien limité, fluctuant. Pas de paralysie faciale, pas de température.

Le 11 décembre 1896, l'abcès est incisé. On arrive en arrière sur un point érodé de l'apophyse. Après l'avoir ouvert avec la curette, on en voit sortir des masses cholestéatomateuses. — Agrandissement de la cavité. Ouverture de la caisse où il n'y a plus trace d'osselets.

Le pus examiné par M. Tollemer, chef de laboratoire à l'hôpital Trousseau, contient du streptocoque, du staphylocoque et un bacille résistant au Gram et à l'acide nitrique (probablement bacille de Koch).

Pas de température après l'opération, mais suppuration extrêmement abondante et fétide. Celle-ci augmentait encore en janvier 1897 ; on fit alors des pansements humides renouvelés tous les jours.

Le 28 janvier apparaissait brusquement de la paralysie faciale, qui par la suite persista.

Le 13 février, l'enfant est amenée au pansement dans un état d'abattement et de prostration alarmants. La mère assure que depuis plusieurs jours elle refuse toute nourriture. Température, 39°. Quand on enlève le pansement, il sort du fond de la cavité et de la caisse une très grande quantité de pus. Masses bourgeonnantes très abondantes, que l'on enlève à la curette jusqu'à ce que l'on arrive au contact de la surface osseuse, qui est soigneusement explorée. On enlève plusieurs points nécrosés; malheureusement, toute la face interne de la caisse est dénudée. Le soir même la température tombait.

L'état restait stationnaire jusqu'au commencement de juillet 1896. A ce moment, l'enfant ayant la scarlatine cessa d'être conduite à l'hôpital et fut pansée chez elle. Fait intéressant à noter : durant toute la durée de la scarlatine, la suppuration fut extrêmement minime.

Bientôt, en août, la cavité de l'antre était comblée et épidermisée, avec un orifice rétro-auriculaire de petite dimension. Le conduit très largement dilaté permettait d'ailleurs le libre examen de la caisse.

En février 1898, l'état local est le suivant : suppuration abondante de toute la face interne de la caisse ; on aperçoit le promontoire, d'aspect noirâtre, nécrosé ; avec le stylet on sent à ce niveau un séquestre qui commence à se mobiliser. Les bourgeons charnus extrêmement abondants sont cautérisés chaque fois. La paralysie faciale persiste.

En juillet 1898, l'état local est meilleur ; une partie du séquestre a pu être enlevée, mais il en reste une autre assez volumineuse, entourée de masses bourgeonnantes que l'on cautérise presque à chaque pansement, afin de toujours apercevoir le séquestre que ces bourgeons ont tendance à envelopper. La santé est parfaite. La paralysie faciale est absolue, marquée à un degré que nous avons vu rarement. Toute cette moitié de figure est absolument immobilisée.

Observation LXIV. — *Otite chronique. — Abcès, puis fistule mastoïdienne. Séquestre. Ouverture de l'antre et de la caisse. Tuberculose généralisée. Mort.*

Col... (Auguste), trois ans. Rien à noter dans les antécédents héréditaires. L'enfant a eu la varicelle à dix mois et la coqueluche en septembre 1895. L'otorrhée est ancienne, mais les parents ne peuvent guère préciser la date de son apparition ; elle a été suivie quelque temps après d'un abcès mastoïdien qui s'est ouvert spontanément, puis fistulisé.

L'état général était d'ailleurs très mauvais ; l'enfant avait été présenté le 7 décembre 1896 à la consultation de médecine et admis à l'hôpital. Il passe en chirurgie le 10. Dans les renseignements qui sont transmis, on note qu'il y a eu de la température et qu'il existe des signes nets de tuberculose pulmonaire.

L'enfant est cachectique, avec de la polyadénopathie cervicale et sous-maxillaire. Par le conduit s'écoule un pus abondant et fétide, strié de sang. Il existe, au niveau de la mastoïde, un trajet fistuleux ; en y introduisant le stylet on arrive sur l'apophyse dénudée, à surface rugueuse. L'enfant tient la tête dans l'attitude du torticolis, inclinée du côté malade (gauche) avec rotation de ce côté.

Opération, le 11 décembre. On arrive sur un volumineux séquestre que l'on enlève ; on voit alors que la trépanation conduit jusque dans la caisse qui est remplie de fongosités, au milieu desquelles, comme toute trace d'osselets, on ne trouve que la tête du marteau.

Il n'y eut pas de température consécutive, mais l'état général resta très mauvais. L'enfant, complètement indifférent, hébété, ne répondait pas aux questions qu'on lui posait et refusait toute nourriture ; pas d'agitation, pas de délire. La mort survenait le 18.

A l'autopsie, on ne trouve rien aux méninges ni du côté des sinus.

Le poumon gauche est rempli de noyaux tuberculeux, grisâtres, caséifiés. A droite il existe de la symphyse pleurale, le sommet est parsemé de granulations plus ou moins confluentes. Les ganglions trachéo-bronchiques sont volumineux et caséifiés. On trouve également dans le mésentère de gros ganglions caséeux.

Observation LXV. — *Otite chronique. Abcès mastoïdien. Ouverture de l'antre et de la caisse. Mort.*

Mav... (Georges), sept mois. Cet enfant est de complexion délicate ; venu avant terme, à sept mois et demi, il a été élevé au biberon. A trois mois est survenue, sans cause connue, une otorrhée bilatérale ; cet écoulement abondant, extrêmement fétide, persiste encore. L'abcès a débuté il y a huit jours environ, accompagné des symptômes habituels, agitation, fièvre, inappétence.

Le 31 mars 1897, ouverture de l'antre que l'on trouve plein de fongosités, entouré d'os carié. L'aditus étant également obturé par des bourgeons, l'on pénètre jusque dans la caisse dont les parois sont nécrosées. La dure-mère, après ablation des parties malades, est largement à nu, au niveau du plafond de l'aditus.

Observation LXV

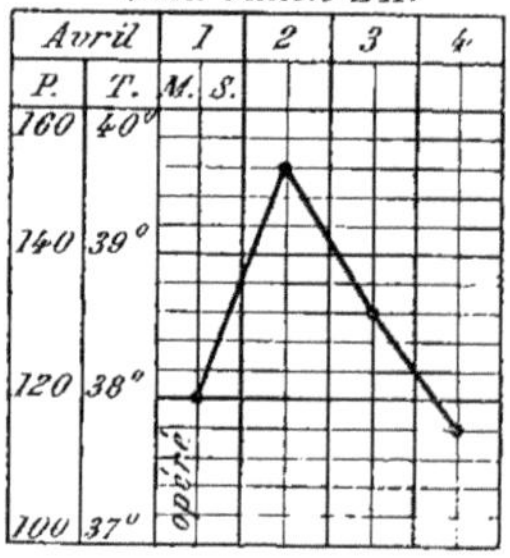

Il n'y eut pas de paralysie faciale consécutive. La température, qui était de 39° le jour de l'opération, s'abaissa rapidement, elle était normale le surlendemain. Les pansements furent effectués régulièrement, le traitement habituel fut appliqué au côté gauche où l'otorrhée était toujours abondante, et l'état général sembla devenir meilleur. Dans le courant de mai il redevient mauvais; l'enfant se nourrit mal, dort peu; le facies est amaigri; à l'auscultation pratiquée plusieurs fois, on ne trouve guère qu'une respiration rude, accompagnée de gros râles de bronchite. Le 14, au pansement, la plaie était terne et sèche, il n'y avait pas de température. L'enfant succombait le 25 mai, sans qu'il fût fait d'autopsie, l'enfant étant décédé chez ses parents.

Observation LVI. — *Abcès mastoïdien. Ouverture de l'antre et de la caisse. Guérison.*

Mar... (Léon), neuf ans. La mère, morte tuberculeuse, a eu neuf enfants tous vivants et bien portants. Celui-ci, élevé au biberon, n'a jamais été malade. L'otorrhée gauche est survenue il y a cinq ou six mois, et n'a pas été accompagnée de douleurs; elle cessa il y a un mois et c'est alors qu'apparurent les symptômes apophysaires; depuis quelques jours l'oreille coule de nouveau. L'abcès est volumineux, très nettement fluctuant. Pas de température.

Opéré le 7 avril 1897. Perforation spontanée au lieu d'élection. — Ouverture de l'antre, de l'aditus et de la caisse ; celle-ci est pleine de masses cholestéatomateuses ; le mur de la logette, nécrosé, a presque disparu. — Pas de température consécutive. Pansements réguliers. Guéri le 24 décembre même année.

Observation LXVII. — *Otite moyenne bilatérale. Abcès mastoïdien gauche, trépanation de l'antre et de la caisse. A droite, abcès mastoïdien ayant fusé en avant de la gaine du sterno-cléido-mastoïdien. Apophyse nécrosée. Mort.*

Nic... (Jeanne), un an. Le père, qui a fait l'expédition du Tonkin, est atteint, depuis cette époque, de bronchite chronique. La mère semble jouir d'une bonne santé, elle a eu dix enfants ; quatre sont morts de méningite tuberculeuse, un de tuberculose pulmonaire ; deux autres sont morts en bas âge, sans que la mère puisse donner, à leur égard, de renseignements nets. Un enfant de treize ans, un autre de quatre sont en bonne santé. Celle-ci, élevée au sein, a toujours eu une mauvaise santé et tousse constamment. L'écoulement, bilatéral mais plus accentué à gauche, est survenu il y a quinze jours environ, sans cause connue. Les symptômes apophysaires datent de huit jours et ont été accompagnés de fièvre et d'agitation.

L'enfant est présenté le 7 avril 1897 à la consultation. Il existe, à gauche, un abcès rétro-auriculaire, du volume d'un petit œuf, nettement fluctuant. Ce même jour M. Mouchet, interne du service, effectue la trépanation. — Perforation spontanée, évidement de l'antre.

A la suite de cette intervention, l'otorrhée diminua du côté opéré, mais elle devint de jour en jour plus abondante à droite ; le traitement habituel fut institué. Le 23 avril on constate à l'examen otoscopique, qu'en outre d'une large perforation de la membrane siégeant en avant du manche, il existe, dans le conduit auditif, à sa partie postéro-inférieure et immédiatement en avant de la membrane, un orifice fistuleux par lequel suinte une goutte de pus. Par ce trajet on introduit un stylet et l'on tombe alors dans une vaste cavité qui semble être un abcès de

Bedzold ouvert dans le conduit. L'orifice est élargi. Sa cavité complètement vidée et lavée, on introduit ensuite une mèche, de façon à en assurer le drainage.

Le 23, le trajet fistuleux étant à droite largement dilaté et l'abcès complètement vidé, on arrive avec le stylet sur une vaste surface osseuse dénudée.

Enfin le 30 avril, nouvelle intervention. Après incision des téguments, on arrive dans une vaste cavité, située en avant du sterno-cléido-mastoïdien venant s'ouvrir dans le conduit et au fond de laquelle on aperçoit l'apophyse complètement à nu. Celle-ci est attaquée à la curette, l'os est extrêmement friable et c'est, à proprement parler, de la bouillie osseuse que l'on ramène. L'antre, l'aditus et la caisse sont ainsi évidés et l'on s'arrête sans qu'il soit possible de trouver, dans la profondeur, de délimitation entre l'os malade et le tissu sain.

A la suite de l'opération il y eut de la paralysie faciale de ce côté. La quantité de pus fut toujours énorme de l'un et l'autre côté. Dans le courant de mai l'état général devint de plus en plus mauvais, la mort survenait le 13 juin. Il n'y eut pas d'autopsie, la mère n'ayant pas voulu laisser son enfant en traitement à l'hôpital.

OBSERVATION LXVIII. — *Otite moyenne chronique double. Abcès mastoïdien droit. Paralysie faciale. Incision de Wilde. Fistule mastoïdienne. Ouverture de l'antre et de la caisse. Méningite probable. Mort.*

Jeu... (Paul), dix-sept mois. Sans antécédents héréditaires ni personnels, cet enfant a eu, il y a huit mois, une otite moyenne double qui est survenue presque immédiatement après vaccination; puis apparaissait, du côté droit, un abcès mastoïdien incisé à Tenon. L'état général, à cette époque, était très mauvais ; il existait une diarrhée abondante.

L'enfant est présenté à la consultation du 15 avril 1897 : otorrhée abondante bilatérale ; il existe, immédiatement en arrière du sillon rétro-auriculaire droit et vers sa partie moyenne, une dépression cicatricielle et fistuleuse, par laquelle s'écoule un peu de pus. Paralysie faciale droite, avec parésie du membre supérieur gauche et contracture du pouce et de la paume de la main droite, datant du 10 avril.

Ce même jour, opération. Trépanation au lieu d'élection. L'antre est plein de pus concret ; on fait sauter la paroi postéro-supérieure du conduit qui est nécrosée et l'on arrive dans la caisse dont toutes les parois sont cariées ; elle est pleine de fongosités. En haut il y a un peu de pus concret entre l'os et la dure-mère.

Les pansements furent effectués régulièrement. En octobre la plaie était en excellent état, suppurait peu ; la cavité était presque complètement épidermisée ; lorsque l'état général devint subitement très mauvais, l'enfant parut faire de la tuberculose généralisée. Le 12, il ne venait pas au pansement. La mère revue quelque temps après déclarait que l'enfant était mort le 15 octobre de méningite : tel fut du moins le diagnostic posé par le médecin appelé et que semblent confirmer les interrogations posées à la mère, qui déclare que l'enfant a eu de l'agitation, de la température, de la dilatation pupillaire et qu'il poussait des cris intermittents.

Observation LXIX. — *Otite moyenne chronique. Abcès mastoïdien. Ouverture de l'antre et de la caisse. En traitement.*

Dela... (Marthe), quatre ans. Le père est mort tuberculeux, la mère est de santé délicate. Cette enfant a eu la coqueluche, puis la rougeole, il y a deux ans, accompagnée d'otite moyenne double avec otorrhée abondante, qui a toujours persisté depuis, et pour laquelle elle est soignée par M. le docteur Boulay, depuis deux mois environ.

La tuméfaction apophysaire date de trois semaines environ et a constamment progressé depuis ; elle a été accompagnée de douleurs vives et de symptômes fébriles habituels. Actuellement, l'abcès est volumineux mais mal délimité, envahissant tout à la fois les régions mastoïdienne et temporale. Douleur à la pression, pas de température.

Incision, le 20 avril 1897. Élargissement à la curette d'une perforation spontanée située au lieu d'élection. L'antre, l'aditus et la caisse sont ouverts successivement ; on les trouve remplis de masses fongueuses.

Pas de température après l'opération. L'enfant eut par la suite des gommes tuberculeuses qui furent incisées.

Toutefois la santé générale a toujours été excellente. En avril 1898 l'état local est le suivant : plaie postérieure comblée et cicatrisée ; conduit bien dilaté permettant d'apercevoir la caisse qui suppure très légèrement. L'enfant est conduite au pansement tous les huit jours.

Observation LXX. — *Otite chronique. Abcès mastoïdien. Ouverture de l'antre et de la caisse. Guérison.*

Sin... (Louis), quatre ans. Pas d'antécédents héréditaires. La mère a eu six enfants, cinq vivent ; un est mort en bas âge, de diarrhée infantile. L'enfant a eu deux fois la rougeole, une première fois à un mois, une seconde à trois ans. L'otorrhée est survenue sans douleurs, et a été constatée incidemment par les parents, il y a six mois ; elle était abondante, d'odeur infecte. Elle ne fut pas soignée. Elle disparut quatre mois plus tard au cours d'une bronchite, mais reparut bientôt en même temps que la région mastoïdienne devenait douloureuse. L'abcès grossit rapidement et, il y a huit jours, les parents, constatant le mauvais état général de l'enfant, le conduisirent à Lariboisière, où l'on fit l'incision de Wilde.

Actuellement (7 mai 1897) : otorrhée peu abondante ; région mastoïdienne tuméfiée, douloureuse ; au niveau de l'incision, on remarque un trajet fistuleux par lequel s'échappe une assez grande quantité de pus.

Opération le même jour. Trépanation spontanée au point d'élection. Ouverture de l'antre, de l'aditus et de la caisse qui sont remplis de masses fongueuses.

Pansements réguliers jusqu'au 4 janvier 1898, époque à laquelle l'enfant cesse d'être conduit à l'hôpital. A ce moment, la plaie était en excellent état ; l'ouverture postérieure était cicatrisée, seule la face interne de la caisse suppurait encore légèrement.

Revu le 18 janvier 1898. L'enfant avait été admis à l'hôpital pour une bronchite aiguë. La mère ayant omis de dire qu'il était pansé dans le service de chirurgie, on ne fut pas prévenu de son admission. Depuis le 4 janvier la mèche n'a pas été changée; lorsqu'on la retire, elle est parfaitement sèche, la caisse est épidermisée. Revu à nouveau le 17 février 1898, en parfait état.

OBSERVATION LXXI. — *Otite chronique. Ouverture de l'antre et de la caisse. Suppuration du promontoire. En traitement.*

Fick... (Jeanne), huit mois. Les antécédents héréditaires sont excellents; l'otorrhée est apparue sans cause connue il y a quatre mois; deux mois après, abcès mastoïdien sans cessation de l'écoulement qui persiste encore actuellement. L'enfant est en excellente santé, ne souffre pas et s'élève parfaitement.

Le 7 mai 1897, incision de l'abcès qui est volumineux. Évidement de l'apophyse; l'antre est rempli de fongosités qui s'étendent jusque dans la caisse que l'on ouvre. Après ablation de l'os malade, la dure-mère est à nu. Le 15 octobre 1897, la cavité était comblée et la cicatrisation parfaite. Il persiste depuis cette époque un léger suintement venant de la caisse, l'os au niveau du promontoire est dénudé dans l'étendue d'un grain de blé environ. Même état en juillet 1898.

OBSERVATION LXXII. — *Otite chronique. Abcès mastoïdien. Fistule. Ouverture de l'antre et de la caisse. En traitement.*

De Walk... (Eugène), dix ans. Pas d'antécédents héréditaires. L'enfant, étant plus jeune, a eu des convulsions; puis à quatre ans et demi, a été gravement malade. La mère, questionnée à ce sujet, ne se rappelle pas du diagnostic posé par le médecin traitant; mais, des symptômes qu'elle décrit et du traitement institué, on est admis à conclure qu'il s'agissait très probablement d'une fièvre typhoïde. C'est à cette époque, qu'est apparue l'otorrhée qui persiste depuis avec de rares suspensions de deux ou trois jours. Depuis lors, l'enfant est sujet à des céphalées violentes qui se renouvellent tous les trois ou quatre jours.

L'enfant fut traité aux Sourds-Muets. En avril 1896, survenait un abcès mastoïdien qui fut incisé ; en mars 1897, nouvel abcès qui s'ouvrit spontanément, et resta fistuleux ; l'écoulement par le conduit persiste toujours.

Le 13 mai 1897, opération. On arrive sur une perforation de la corticale, grosse comme une lentille environ et siégeant au lieu d'élection. Évidement des cellules de la pointe, peu spacieuses et recouvertes d'une corticale épaissie. Ouverture de la caisse pleine de fongosités et de masses cholestéatomateuses.

Pansements réguliers. Guéri le 17 février 1898 ; à la fin du même mois l'enfant revenait au pansement : on constate qu'il existe au niveau de la paroi interne de l'antre un point dénudé de la grosseur d'une lentille environ et fournissant un léger suintement : tamponnement iodoformé.

Bientôt la suppuration redevenait presque générale. Actuellement elle a beaucoup diminué, mais il persiste encore plusieurs points non épidermisés au niveau de l'antre et de la caisse.

Observation LXXIII. — *Otite chronique ancienne. Abcès mastoïdien. Ouverture de l'antre et de la caisse. Mort.*

Bosq... (Aimée), trois ans et demi. Pas d'antécédents héréditaires. L'enfant étant conduite à l'hôpital par une voisine, les renseignements sont incomplets; on apprend toutefois qu'il existe de l'otorrhée depuis très longtemps et que les accidents apophysaires remontent à huit jours environ. Actuellement (21 mai 1897), volumineux abcès, effaçant la moitié supérieure du sillon. L'écoulement est très fétide; il n'y a pas de température.

Le même jour, opération. Apophyse largement perforée; évidement à la curette de l'antre qui est plein de fongosités ; on en trouve également dans l'aditus et la caisse qui sont ouverts. Le marteau est retrouvé intact, la courte branche de l'enclume a disparu.

Pas de température consécutive, mais l'état général, après l'opération, resta mauvais. L'enfant eut de nombreuses gommes tuberculeuses qui furent incisées. Dans le courant de juillet, l'abattement et l'amaigrissement devinrent extrêmes. Le 3 août, la plaie était terne et sèche. L'enfant ne fut plus ramenée au pansement, mais l'on apprit par une voisine que la mort était survenue, quelques jours après le dernier pansement.

Observation LXXIV. — *Otite moyenne aiguë. Abcès mastoïdien avec ostéo-périostite de l'écaille. Ouverture de l'antre. Persistance des accidents. Ouverture de la caisse. Guérison.*

Wey... (Renée), dix-huit mois. A noter que quatre frères et sœurs sont morts de méningite. L'enfant a eu la rougeole il y a trois semaines, actuellement, il a la coqueluche. Otorrhée depuis huit jours, l'abcès a débuté il y a quatre jours. Actuellement, abcès diffus, volumineux, envahissant la région temporale et s'étendant jusqu'à l'angle externe de l'œil, fluctuation. Perforation spontanée.

Trépanation, le 9 juin 1897. Evidement de l'antre.

A la suite de cette opération, l'état général ne s'améliora pas. L'enfant sembla faire de la tuberculose généralisée. Suppuration abondante, otorrhée persistante, pas de température.

Le 29 juin, nouvelle intervention. La cavité postérieure, envahie par des bourgeons charnus, est curetée, l'aditus et la caisse sont ouverts, on les trouve pleins de fongosités ; on curette à nouveau l'abcès de la fosse temporale qui se vide mal ; on fait, à ce niveau, une contre-ouverture que l'on joint à la plaie postérieure par un drain passant en arrière du pavillon.

Cette intervention eut le plus heureux résultat : en quelques semaines l'état général de l'enfant était complètement changé et devenait parfait.

En décembre 1897, l'état local était le suivant : plaie postérieure comblée et cicatrisée, conduit largement dilaté permettant d'apercevoir la caisse qui suppure encore.

A ce moment la mère cessa de conduire l'enfant au pansement. Elle revenait le 18 mars 1898. L'enfant, disait-elle, avait eu une bronchite aiguë, et par la suite elle avait cru qu'il était inutile de le ramener. On constate que le conduit est plein de pus ; après l'avoir nettoyé, on aperçoit par le conduit très largement dilaté un gros bourgeon obturant la caisse, on le touche à l'acide chromique.

Bientôt la suppuration devenait beaucoup moins abondante. La guérison était obtenue en juin 1898.

Observation LXXV. — *Otite moyenne chronique, masses polypeuses obturant la caisse et le conduit. Paralysie faciale. Trépanation de l'antre et de la caisse. En traitement.*

Pic... (Jeanne), vingt-neuf mois. Cette enfant n'a jamais été malade. L'écoulement par le conduit date de quatre mois ; il est apparu sans douleurs et sans température et a été traité par des injections boriquées ; mais il n'a pas diminué. Il y a huit jours, la mère s'est aperçue que la face de l'enfant était déviée à gauche ; voyant que cet état persiste, elle la conduit à l'hôpital.

A l'examen pratiqué par M. le docteur Boulay, on constate que le conduit est obturé par des masses granuleuses empêchant l'examen dans la profondeur.

Opérée, le 14 juin 1897. L'antre et les cellules de la pointe sont pleins de pus ; l'aditus et la caisse sont obturés par des masses fongueuses au milieu desquelles on trouve l'enclume et le marteau qui paraissent sains.

Pas de température consécutive, mais actuellement (juillet 1898) la plaie a conservé à peu près le même aspect qu'après l'opération ; elle est constamment envahie par des masses fongueuses saignant abondamment et que l'on cautérise chaque fois à l'acide chromique. La suppuration est très abondante. La paralysie faciale s'est considérablement améliorée, il faut un examen attentif pour s'en apercevoir.

Observation LXXVI. — *Otite chronique ancienne. Abcès mastoïdien. Ouverture de l'antre et de la caisse. En traitement.*

Geo... (Mathurin), quatorze ans. Pas d'antécédents héréditaires ; à noter, toutefois, qu'une sœur de sept ans présente de l'otorrhée intermittente bilatérale.

A quinze mois, l'enfant a eu mal aux yeux sans que la mère puisse indiquer le nom de la maladie, il n'y a pas de taies cornéennes. Rougeole à deux ans, puis vers douze ans écoulement survenu sans cause connue du côté droit, sans température ni douleurs.

Le 22 juin 1897, l'enfant commence à ressentir des douleurs apophysaires qui, très rapidement, deviennent extrêmement violentes : la région devient rouge et s'œdématie. Le 30, il est amené à l'hôpital, porteur d'un volumineux abcès, fluctuant, très douloureux à la pression.

Opération, le même jour. Trépanation de l'antre qui contient du pus et des fongosités ; on arrive à sa partie postérieure sur le sinus mis à nu. L'aditus est très large, plein de fongosités, ainsi que la caisse. Ablation d'un polype du conduit. On ne trouve pas trace d'osselets.

Pas de température consécutive. Pansements réguliers. En juillet 1898, la suppuration est encore abondante, bien qu'une grande partie de la cavité, d'ailleurs largement ouverte, soit épidermisée.

Observation LXXVII. — *Otite chronique. Abcès mastoïdien. En traitement.*

Gros... (Jeanne), dix-huit mois. Otorrhée il y a quatre mois, sans cause connue ; puis, il y a quatre jours, abcès mastoïdien. Opérée le 3 août 1897. — Perforation spontanée au lieu d'élection. Corticale mince ; l'antre, l'aditus et la caisse sont remplis de fongosités qui sont soigneusement curetées. Pansements réguliers. En juillet 1898 la suppuration, presque nulle, est limitée à la caisse qui, d'ailleurs, est en grande partie épidermisée.

Observation LXXIII. — *Fistule mastoïdienne consécutive à abcès mastoïdien traité par incision de Wilde. Ouverture de l'antre et de la caisse. Guérison.*

Fab... (Emile), cinq ans et demi. N'a jamais été malade ; otorrhée survenue y a deux ans sans cause connue, puis, abcès mastoïdien traité par l'incision de Wilde. Depuis, fistule par où s'écoule du pus abondant et fétide.

Le 6 août 1897, opération. Perforation spontanée large comme une pièce de 50 centimes au lieu d'élection. Par ce trajet l'on introduit la curette qui tombe dans l'antre dont on extrait des masses cholestéatomateuses. Fongosités dans l'aditus et dans la caisse que l'on ouvre et dont on retire l'enclume et le marteau en partie nécrosés.

L'enfant fut pansé pendant un mois dans le service. Au bout de ce temps, les parents étant dans l'impossibilité de conduire l'enfant à l'hôpital, il est pansé dans sa famille par le médecin qui l'avait adressé et doit être ramené tous les mois.

Les pansements furent exactement faits suivant les indications données et, en février 1898, l'enfant était ramené guéri avec cicatrice rétro-auriculaire et conduit bien dilaté permettant d'apercevoir la caisse épidermisée.

Observation LXXIX. — *Abcès mastoïdien sans otorrhée. Ouverture de l'antre et de la caisse. En traitement.*

Lab... (Louis), trois ans. Les antécédents héréditaires sont bons. L'enfant a eu la coqueluche au mois d'avril 1897, puis immédiatement après un écoulement par l'oreille gauche.

L'oreille droite n'aurait jamais coulé ; elle est devenue douloureuse depuis une quinzaine de jours, époque à laquelle est apparue la tuméfaction apophysaire qui s'est beaucoup accrue depuis quatre jours. Il n'y a pas de température.

Le 9 août 1897, ouverture de l'antre, de l'aditus et de la caisse, qui sont remplis de fongosités.

Pansements réguliers. La cavité postérieure ne tarda pas à se combler et à s'épidermiser. Depuis le mois de novembre 1897, il existe une cicatrice déprimée à ce niveau. Mais la caisse suppure toujours très légèrement, le conduit est bien dilaté. Actuellement (juillet 1898), on ne trouve à chaque pansement qu'une gouttelette de pus sur la mèche.

4° Opération de Stacke et ouverture de l'antre.

Observation LXXX. — *Otite chronique ancienne. Opération de Stacke et trépanation. Paralysie faciale. Guérison.*

Bend... (Charles), sept ans. L'enfant est présenté à la consultation le 2 avril; il a eu la varicelle à six ans, puis, des accidents de méningite qui semblent devoir être rattachés à l'otite chronique, dont il est porteur depuis l'âge de deux ans et qui est survenue sans cause connue, sans douleurs. Actuellement, écoulement fétide et abondant ; pas de gonflement de la région mastoïdienne qui est très légèrement douloureuse à la pression.

Le 2 avril 1896, opération de Stacke. Fongosités dans la caisse : l'antre est tout petit dans une apophyse scléreuse.

Observation LXXX

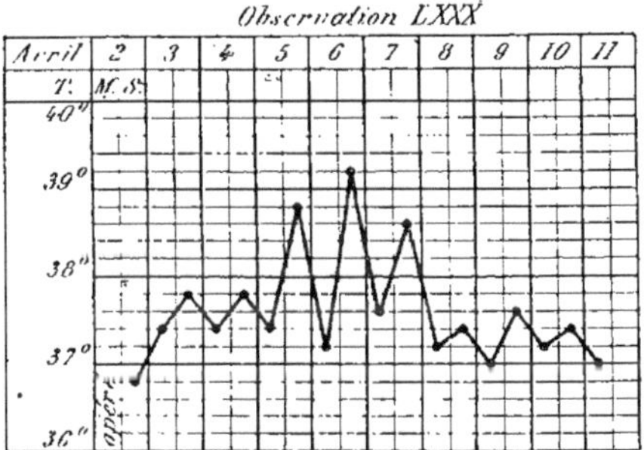

Le 3 avril, on constate de la paralysie faciale ; le surlendemain la température s'élève brusquement ; le pansement est changé, mais la quantité de pus est minime et la plaie présente un bon aspect. Ces grandes oscillations thermales se reproduisirent pendant trois jours, puis l'état général devint excellent, et l'enfant quittait l'hôpital dans le courant du mois de mai en parfait état.

Il fut, par la suite, très irrégulièrement conduit au pansement, cessa un moment de venir et fut alors pansé à Versailles. Quand il revint, en août, l'état local était le suivant : conduit très rétréci, obturé par des bourgeons charnus de même que la plaie postérieure. Après curetage, on fit la dilatation du conduit avec une mèche de gaze.

Il cessait de nouveau de venir en octobre ; ramené le 13, on constatait l'occlusion absolue du conduit dont les deux parois étaient soudées. Le 6 avril 1897, la guérison était complète, mais avec abolition totale de l'ouïe de ce côté. La paralysie faciale était considérablement améliorée.

Observation LXXXI. — *Otite moyenne chronique. Suppuration venant de l'attique. Opération de Stacke et trépanation de l'antre. En traitement.*

Bati... (Renée), dix ans. Cette enfant, dont les parents se portent bien, a eu la rougeole, puis la scarlatine il y a cinq ans. C'est à la suite de la scarlatine que son oreille droite a commencé à couler. L'enfant fut montrée, il y a deux ans, à un spécialiste qui lui enleva des polypes ; il y eut une légère amélioration, mais l'otorrhée, peu après, redevint abondante.

En mai 1897, l'enfant est conduite à l'hôpital Trousseau et soignée par M. Boulay, qui effectue également l'ablation de polypes obturant le conduit. Après examen et en présence de l'état local, la suppuration venant de l'attique (où, en introduisant le stylet au milieu des fongosités qui l'obstruent, on sent l'os dénudé), on se décide à intervenir.

Opération, le 21 juillet 1897. Ouverture, par le procédé de Stacke, de la caisse qui est remplie de fongosités envahissant également l'aditus et l'antre ; on ne trouve pas trace d'osselets.

En juillet 1898, la plaie suppure fort peu. La cavité est largement ouverte et permet d'apercevoir la caisse qui suppure encore. Le conduit est bien dilaté.

5° Complications endocraniennes et infection purulente.

Observation LXXXII. — *Abcès mastoïdien. Ouverture de l'antre et de la caisse. Méningite de la base et tuberculose généralisée. Mort.*

Ven... (Charles), deux ans et demi. L'enfant arrivant de nourrice, les renseignements sont à peu près nuls. La mère constata cependant, il y a deux mois, qu'il existait un écoulement d'oreille abondant, très fétide. Le début de l'abcès remonte à un mois environ ; à cette époque, l'enfant se plaignait de sa mastoïde ; pas d'appétit, insomnies.

Le 23 avril 1895, trépanation. L'antre est rempli de pus et de fongosités ; il en existe également dans l'aditus et dans la caisse, dans laquelle on pénètre et qui est soigneusement curetée — on ne trouve pas trace d'osselets.

Après l'opération l'état général devint satisfaisant, mais la suppuration resta toujours très abondante. En juin, cependant, elle diminuait sensiblement; la plaie prenait meilleur aspect et la cavité se comblait lorsque, le 23, l'état général devint subitement très mauvais; en même temps l'enfant se mit à tousser.

Le 24, examen de la gorge à deux reprises différentes; résultat négatif — la température qui la veille était de 39° tombe à 38°. La toux reste rauque et détermine des vomissements. — Le 26, nouvel examen nécessité par l'apparition d'accès de tirage — le malade est transporté au pavillon des douteux. — Mort le 27.

Autopsie : méningite tuberculeuse type. — Les plèvres sont adhérentes; ces adhérences résistent fortement quand on veut détacher les poumons de leur cavité. — Cavernes tuberculeuses aux deux sommets; broncho-pneumonie. — Les poumons sont entièrement farcis de granulations tuberculeuses.

Observation LXXXIII. — *Otite moyenne chronique. Accidents méningitiques. Opération de Stacke. Mort.*

Lafr... (Auguste), deux ans et demi. Le père est bien portant; la mère semble être soignée, actuellement, pour une péritonite bacillaire; un frère est mort à deux ans et demi de tuberculose généralisée, deux autres frères sont en bonne santé.

L'enfant, élevé au sein, a eu la rougeole et la varicelle. Les renseignements sont assez peu précis; l'otorrhée est survenue vers l'âge de six mois, sans qu'il soit précisé si elle fût antérieure ou postérieure à la rougeole. Présenté une première fois à la consultation de médecine, l'enfant fut présenté de nouveau à celle de chirurgie, et reçu salle Denonvilliers, le 31 octobre 1896.

Examen otoscopique fait par M. le docteur Boulay. — Otite moyenne avec large perforation, bourgeons charnus, léger abaissement de la paroi postéro-supérieure du conduit. Cautérisation des bourgeons et traitement habituel.

L'état général restant toujours mauvais et l'examen otoscopique ayant décelé, les jours suivants, un abaissement plus accentué de la paroi postéro-supérieure du conduit, on se décide à intervenir.

Le 22 novembre, opération de Stacke. La caisse est pleine de fongosités, le protecteur pénètre dans le canal de l'antre et l'antre est très élargi. Evidement à la curette, fongosités purulentes.

L'état général devint par la suite meilleur, l'enfant se nour-

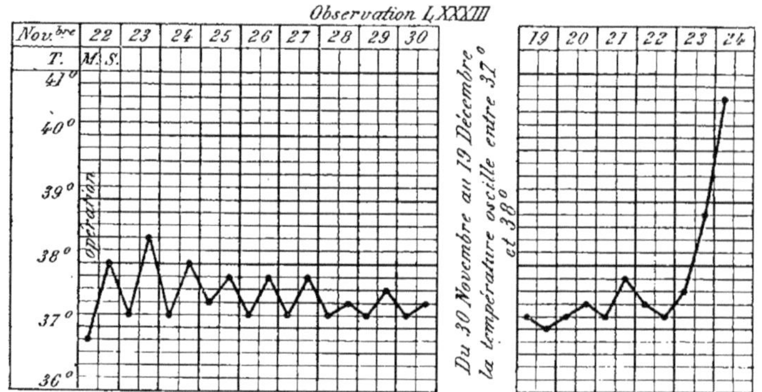

rissait assez bien. Les pansements furent effectués régulièrement, la quantité de pus fut toujours minime.

Brusquement, le 23 décembre, l'état général devient très mauvais : l'enfant, extrêmement abattu, ne répond pas aux questions qu'on lui pose; étendu dans le décubitus dorsal, il reste immobile, poussant par intervalles des cris brefs, rares. Il existe de la dilatation pupillaire. La mort survenait le lendemain matin dans le coma.

Autopsie. — On trouve le cerveau injecté, congestion et œdème gélatiniforme de la méninge molle à la convexité.

A la base, il existe une très légère adhérence de la pie-mère à la dure-mère. On ne voit pas d'une façon nette de granulations.

Rien du côté du sinus, ni de la dure-mère.

Les poumons sont congestionnés par places ; plusieurs points splénisés s'enfoncent dans l'eau. Dans le poumon droit, il existe un semis discret de granulations grises. Les ganglions trachéo-bronchiques sont assez gros, quelques-uns caséifiés.

Observation LXXXIV. — *Otite moyenne gauche ancienne. Accidents méningitiques. Opération de Stacke et trépanation de l'antre. Mort.*

Beg... (Georges), cinq ans. Cet enfant, dont les antécédents sont bons, a eu une bronchite à six mois ; puis, à trois ans, la rougeole avec otite moyenne double consécutive; mais, tandis que l'otorrhée disparaissait rapidement à droite, elle a persisté du côté gauche, jusqu'à l'époque actuelle. Il y a quinze jours, l'état général est devenu très mauvais. L'enfant se plaignait de douleurs dans les jambes, la nuque, ne mangeait plus, vomis-

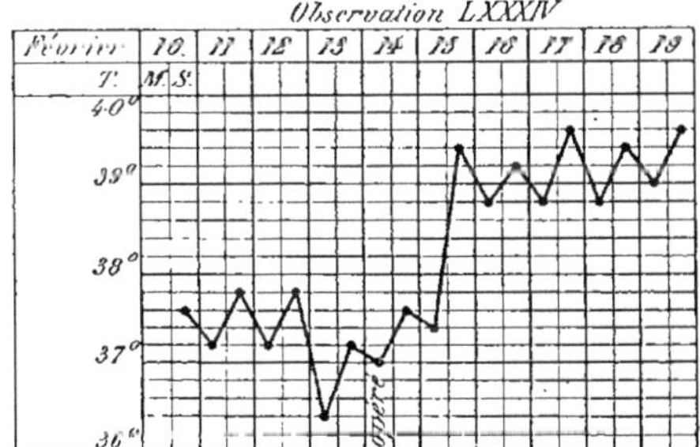

sait fréquemment. Le médecin consulté conseilla à la mère de faire opérer son enfant qui est présenté à la consultation le 10 février 1897.

Examen otoscopique fait par M. Boulay : membrane couverte de pus ; après nettoyage, elle apparaît fortement injectée, dans le quadrant antéro-inférieur on voit un bourgeon charnu volumineux au centre duquel existe une perforation ; en faisant moucher l'enfant on voit sourdre une goutte de pus, la membrane bombe légèrement.

En présence de l'état général de plus en plus mauvais, on se décide à intervenir.

14 février 1897. — Après avoir fait sauter le mur de la logette par le procédé de Stacke, on introduit le protecteur sur lequel on fait sauter la paroi externe de l'aditus : on arrive

ainsi dans l'antre qui est rempli de pus épais, caséeux ; les cellules mastoïdiennes, extrêmement rares, sont évidées ; l'os est dur, éburné.

A la suite de l'opération, il survint de la paralysie faciale. L'état général ne fut pas amélioré. L'enfant ne répond pas aux questions qu'on lui pose ; il est extrêmement abattu, fait sous lui. La température s'élève le soir, mais ne tombe pas notablement le matin ; le pouls est assez plein et régulier.

18 février. — Amélioration notable, l'enfant est plus éveillé, peut parler ; l'appétit revient, le sommeil est calme.

Mais, le 19 l'état redevenait très mauvais ; l'enfant tombait dans le coma, avec pouls petit, difficile à sentir ; à 3 heures survenaient des convulsions intermittentes du membre supérieur et de la jambe droite ; elles cessaient à 4 heures et demie. Le pouls devenait imperceptible, incomptable ; la mort survenait à 5 heures. L'autopsie ne pouvait être faite par suite d'opposition.

Observation LXXXV. — *Abcès mastoïdien volumineux avec disparition, puis réapparition de l'otorrhée. Accidents infectieux. Ouverture de l'antre et de la caisse. En traitement.*

Vissey... (Hélène), sept ans et demi. Cette enfant, dont les antécédents héréditaires sont excellents, a eu la rougeole à quatre ans. L'otorrhée date de décembre 1896 ; elle est survenue sans cause appréciable, sans fièvre ; la douleur minime a rapidement disparu.

En mai l'écoulement cesse ; l'enfant, pendant quelques jours, se plaint de souffrir de son oreille ; puis les douleurs disparaissent et l'état général redevient excellent.

Le 11 juillet 1897 l'enfant recommence à souffrir de son oreille droite, mais il n'y a pas d'écoulement. La mère est très affirmative sur ce point, car, dit-elle, persuadée que si l'écoulement avait reparu, l'état général serait redevenu meilleur, elle l'a surveillé avec soin.

Bientôt la région mastoïdienne devient le siège d'un empâtement douloureux qui progresse rapidement. Le médecin, appelé, pratique à ce niveau deux petites incisions superficielles par lesquelles il ne sort pas de pus et qui se referment le lendemain. La tuméfaction s'étend alors de proche en proche, vers le cou, la nuque, décollant le cuir chevelu jusqu'à l'oreille gauche. A ce moment l'écoulement reparait très abondant.

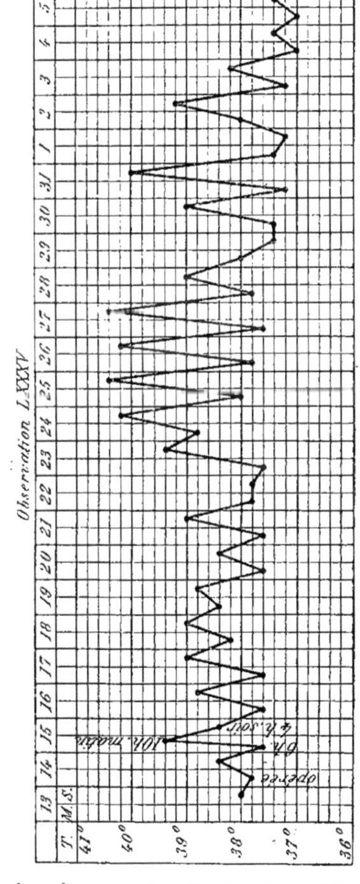

Nouvelle incision qui donne issue à une très grande quantité de pus mais qui se referme peu après. La collection reprend en peu de jours son volume primitif. Le 11 août, nouvelle incision minuscule. Les phénomènes généraux restant les mêmes, l'enfant est conduit à l'hôpital et présentée à la consultation le 13 août 1897.

L'état local est le suivant : le cou, la nuque sont le siège d'une énorme tuméfaction qui s'étend d'une oreille à l'autre. La peau est rouge, tendue, œdématiée. La collection, décollant le cuir chevelu, s'étend en haut jusqu'à une ligne horizontale passant à la partie supérieure des deux pavillons. Derrière l'oreille droite, une fistule, trace de l'incision pratiquée deux jours auparavant, laisse couler du pus abondant, très fétide. Mais il ne semble plus y avoir d'écoulement par le conduit.

L'enfant a des bourdonnements, de la gène respiratoire, des

phénomènes d'œdème de la glotte ; l'inspiration est bruyante comme s'il existait du tirage.

En présence de l'état général, et ne pouvant par suite des phénomènes respiratoires donner le chloroforme sans danger, M. Chauveau, interne du service, pratique deux longues et profondes incisions sur les parties latérales de la collection, en arrière des pavillons. Il s'écoule alors une grande quantité de pus mélangé de sang. Par l'incision droite on aperçoit la mastoïde largement dénudée.

Le 14 août, l'état général semblant meilleur, M. Mouchet, interne du service, effectue la trépanation. On trouve au lieu d'élection une large perforation spontanée par laquelle on introduit la curette ; on évide l'antre et les cellules remplies de masses fongueuses ; il en existe également dans l'aditus et la caisse qui sont ouverts.

15 août. — On note de la paralysie faciale, survenue immédiatement après l'opération. L'état général paraît meilleur. A 10 heures du matin, on trouve la malade agitée, la peau est chaude, le pouls fréquent (180) la température élevée (39°,6). Cependant l'enfant est assez gaie, a de l'appétit et ne se plaint pas ; elle déclare ne pas souffrir.

16 août. — Le pouls reste fréquent, la température élevée.

Même état durant la première semaine qui suit l'opération. Malgré que les pansements soient effectués tous les deux jours, la suppuration reste toujours extrêmement abondante. La température s'élève le soir sans tomber complètement au matin.

24 août. — La malade est agitée, mais il n'y a pas de délire, elle ne se plaint pas, répond avec lucidité aux questions qu'on lui pose. Température 40°,2. Il n'y a pas eu de frissons.

25 août. — L'enfant est calme, a bien dormi.

Ces grandes oscillations durèrent quatre jours. Elles se reproduisirent ensuite, mais moins intenses pour disparaître complètement trois semaines après l'opération. Mais, durant ce laps de temps, l'état général ne fut jamais nettement mauvais. L'enfant eut toujours de l'appétit, fut assez gaie, raisonnant et causant parfaitement ; il n'y eut jamais de délire.

A partir du 4 septembre, l'amélioration fut rapide. La suppuration diminua peu à peu.

Le 29 octobre, il se forma dans la région de la nuque, à la partie la plus déclive de la collection, un nouvel abcès de la grosseur d'une mandarine et que l'on incisa.

Pansements réguliers. — A la fin de novembre on put retirer le drain passant par les deux incisions. Bientôt, la suppuration diminuant, on put laisser se fermer l'incision pratiquée en arrière de l'oreille gauche. A la fin de décembre il ne restait plus trace de la vaste collection primitive. A cette époque l'état local était parfait, la cavité postérieure comblée et en grande partie épidermisée.

En janvier 1898, la plaie postérieure est cicatrisée avec persistance d'un orifice rétro-auriculaire de la grosseur du petit doigt, bien épidermisé.

Février 1898. — La caisse suppure à peine. Cautérisation de quelques bourgeons charnus. A la fin du même mois, la guérison peut être considérée comme complète. L'enfant ne vient plus que tous les quinze jours. La mèche est à peine humectée d'une goutte de sérosité, fournie par un petit point situé au niveau du promontoire et gros comme une tête d'épingle.

Le 28 mars, la mèche est retirée absolument sèche. En mai l'enfant vient toujours tous les quinze jours. On constate à intervalles irréguliers une gouttelette de pus à l'extrémité de la mèche.

La paralysie faciale est considérablement améliorée. Lorsque l'enfant parle, il est à peu près impossible de s'en apercevoir. Ce n'est que lorsque l'enfant se met à rire qu'elle devient apparente. La paupière s'abaisse complètement.

Même état en juillet 1898.

Observation LXXXVI. — *Fistule mastoïdienne avec vomissements. Ouverture de l'antre et de la caisse. Pyohémie. Thrombose du sinus. Ligature de la jugulaire. Ouverture du sinus. Mort?*

Franq... (Auguste), huit ans et demi. Sans antécédents héréditaires, cet enfant a eu le croup à trois ans, puis, la rougeole et un léger écoulement consécutif par l'oreille droite, écoulement qui disparut rapidement, dit la mère. Mais ses déclarations sont sujettes à caution, car parfois, dit-elle, l'enfant se plaignait de souffrir de ce côté, mais ces douleurs étaient fugitives, et jamais, affirme-t-elle, l'écoulement ne reparut.

Il y a douze jours environ, il a été pris de malaise ; puis le lendemain apparurent de violentes douleurs d'oreille, accompagnées de tuméfaction de la région apophysaire. L'abcès se développa rapidement et, le 6 juillet, le médecin appelé l'incisa. Le soulagement fut immédiat, mais dura peu. Le 9, les douleurs

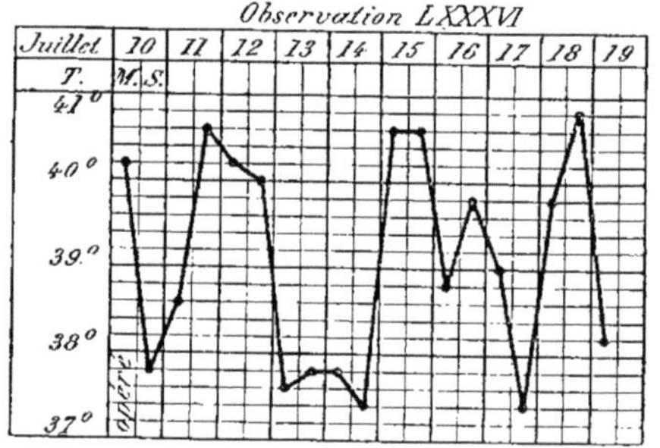

reparaissaient plus violentes et accompagnées de vomissements.

Le 10 juillet 1897, l'enfant est présenté à la consultation. On constate en arrière du sillon rétro-auriculaire une incision dans laquelle on a placé un drain. L'état général semble mauvais, le faciès est abattu, la température est de 40°.

Opération le même jour. On enlève à la curette des masses fongueuses abondantes pour découvrir l'apophyse, sur laquelle on aperçoit une trépanation spontanée du diamètre d'une pièce de 50 centimes. Par cette ouverture, on introduit la curette et il s'échappe alors un pus abondant, fétide. On fait ensuite sauter sur le protecteur la paroi externe de l'aditus et le mur de la logette, on trouve la caisse pleine de fongosités et de masses cholestéatomateuses au milieu desquelles on ne trouve pas trace d'osselets. La paroi supérieure de l'aditus étant friable, on l'attaque à la curette et l'on tombe, alors, dans une collection purulente bien limitée, située entre l'os et la dure-

OBSERVATIONS NON PUBLIÉES

N°	NOM	AGE	LÉSION	OPÉRATION		GUÉRISON. MORT.
1	Scip... Xavier.	16 mois.	Abcès mast.	Apoph. et caisse.	11 octobre 1895.	24 décembre 1896.
2	Lec... Angélique.	28 mois.	Fistule mast. dr. Abcès mast. g.	Apoph. et caisse. Trép. simple.	10 novembre 1895. Avril 1896.	Juillet 1896. Juillet avec persist. de l'otorrhée.
3	Bourd... Marcelle.	2 ans 1/2.	Fistule mast.	Apoph. et caisse.	24 août 1895.	9 mai 1898.
4	Bast... Armand.	3 ans.	Fist. mast. double.	Apoph. et caisse dr. Apoph. et caisse g.	4 octobre 1895.	*Mort* le 26 décemb. Tub. gén.
5	Rau... Lucienne.	10 mois.	Abcès mast.	Apoph. et caisse.	20 juin 1895.	21 novembre 1895.
6	Fich... Georges.	6 ans.	Otorrhée anc.	Apoph. et caisse.	10 mai 1895.	30 juillet 1897.
7	Hut... Paul.	9 ans.	Abcès mast.	Apoph. et caisse.	25 juillet 1896.	9 mai 1898.
8	Man... Lucie.	3 ans.	Fistule mast.	Apoph. et caisse.	29 septembre 1896.	16 avril 1897.
9	Jum... Albertine.	28 mois.	Fistule mast.	Apoph. et caisse.	4 septembre 1896.	20 mars 1897.
10	Mar... Henri.	10 ans.	Otite dr. anc.	A dr. apo. et caisse. A g. apop. et caisse.	4 mars 1896. Avril 1896.	Octobre 1896.
11	Verg... Edmond.	7 ans.	Abcès mast. g. Otite chr. anc. dr.	Apoph. et caisse. Apoph. et caisse.	3 janvier 1896. Janvier 1897.	Novembre 1896. 27 juillet 1897.
12	Porn... Georges.	3 ans.	Fist. mast.	Apoph. et caisse.	24 juin 1897.	*En traitement.*
13	Gev... Marthe.	3 ans.	Fistule mast.	Apoph. et caisse.	7 mai 1897.	*En traitement.*
14	Til... Alexandre.	4 ans.	Abcès mast.	Trép. simple.	24 septembre 1897.	*En traitement.*
15	Voy... André.	2 ans 1/2.	Fistule mast.	Apoph. et caisse.	22 février 1897.	*Mort* le 13 février.
16	Gaut.. Auguste.	2 ans 1/2.	Fistule mast.	Apoph. et caisse.	18 juin 1897.	*En traitement.*
17	Fronc... Suzanne.	2 ans.	Fistule mast.	Apoph. et caisse.	8 mai 1897.	*En traitement.*
18	Vil... Edouard.	4 ans.	Fistule mast.	Apoph. et caisse.	28 mars 1897.	Janvier 1898.

OBSERVATIONS PUBLIÉES

Nº	NOM	AGE	LÉSION	OPÉRATION		GUÉRISON. MORT
1	Alo… Gabriel.	2 ans.	Fistule mast.	Apoph. et caisse.	16 janvier 1894.	1er juillet 1894.
2	Aub… Arsène.	3 ans 1/2.	Fistule mast.	Apoph. et caisse.	3 août 1893.	Exeat 17 A. s. nouv.
3	Bab… Edmond.	8 mois.	Abcès mast.	Apoph. et caisse.	31 mai 1893.	*Mort*, tub. gén.
4	Banz… Alice.	2 ans 1/2.	Abcès mast.	Trep. simp.	15 novembre 1894.	6 janvier 1895.
5	Bes… Pierre	9 ans.	Fistule mast.	Apoph. et caisse.	15 juillet 1893.	26 décembre 1893.
6	Blar… Isabelle.	5 ans 1/2.	Abcès mast.	Trép. simple.	4 mars 1893.	15 mai 1893.
7	Bord… Paul.	3 ans 1/2.	Abcès mast.	Apoph. et caisse.	15 février 1894.	*Mort*. tub. gén.
8	Char… Henri.	2 ans 1/2.	Abcès mast.	Apoph. et caisse.	28 mars 1893.	Novembre 1894.
9	Com… J.-B.	14 mois.	Abcès mast.	Trép. simple.	1er juillet 1893.	29 août 1893.
10	Crett… Emilienne.	3 ans 1/2.	Fistule mast.	Apoph. et caisse.	2 mai 1893.	20 décembre 1893.
11	Del… Auguste.	7 ans.	Abcès mast.	Trép. simple.	24 octobre 1893.	10 décembre 1893.
				Récidiv. Ap. et C.	19 janvier 1894.	Juillet 1894.
12	Dela… Marthe.	17 mois.	Abcès mast.	Trép. simple.	21 avril 1893.	*Morte*, bronch. pn.
13	Delau… Yvonne.	14 mois.	Abcès mast.	Apoph. et caisse.	30 juin 1893.	Février 1894.
14	Del… Eugène.	4 ans 1/2.	Abcès mast.	Apoph. et caisse.	2 juin 1893.	7 août 1893.
15	Den… Isabelle.	6 ans 1/2.	Abcès mast. bil.	Trép. simple *doul.*	3 janvier 1894.	24 mars 1894.
16	Dieb… Jeanne.	7 mois.	Abcès mast.	Trép. simple.	4 mai 1894.	15 juin 1894.
17	Dol… Emile.	9 mois.	Abcès mast.	Trép. simple.	16 juin 1894.	*Mort*, pas d'aut.
18	Dro… Denis.	9 mois.	Abcès mast.	Trép. simple.	24 janvier 1894.	17 avril 1894.
19	Dub… Jules.	16 ans.	Fistule mast.	Apoph. et caisse.	26 décembre 1892.	Octobre 1893.
20	Dum… Charlotte.	1 an.	Abcès mast.	Trép. simple.	29 juillet 1893.	Août 1893.
21	Dup… Henri.	5 mois.	Abcès mast.	Trép. simple.	21 février 1894.	Mars 1894.
22	Dub… Antoinette.	7 ans.	Abcès mast.	Trép. simple.	10 décembre 1892.	Février 1893.
23	Fores… Emile.	11 mois.	Abcès mast.	Trép. simple.	2 mai 1893.	1er juillet 1893.
24	Franq… Emile.	7 ans.	Otite ancienne.	Apoph. et caisse.	10 juin 1893.	Décembre 1893.
25	Geli… Emile.	6 ans.	Abcès mast.	Trép. simple.	29 juillet 1893.	*Mort*.
26	Gerar… Augustine.	25 mois.	Fistule mast.	Apoph. et caisse.	29 juillet 1893.	16 octobre 1893.
27	Gesl… Charles.	7 ans 1/2.	Fistule mast.	*Stacke* et trép.	24 décembre 1893.	13 novembre 1894.
28	Gil… Eugène.	2 ans.	Abcès mast.	Trép. simple.	1 avril 1893.	*Mort*. Bronch. pn.
29	Gourd… Léon.	8 mois.	Abcès mast.	Trép. simple.	8 mai 1894.	28 juillet 1894.
30	Gov… Maq…	2 ans.	Abcès mast.	Trép. simple.	14 janvier 1893.	
				Apoph. et caisse.	16 décembre 1893.	Novembre 1894.
31	Gross… Charles.	2 ans.	Abcès mast.	Trép. simple.	12 avril 1894.	14 août 1894.
32	Gross… Marie.	14 ans.	Ap. doul. acc. men.	Apoph. et caisse g.	1er octobre 1893.	Décembre 1893.

43	Leroz. Emile.	8 ans.	Abcès mast.	Apoph. et caisse.	2[illegible] janvier [illegible].	[illegible] juin [illegible].
44	Laj... Louis.	11 ans 1/2.	Acc. cer. otite anc.	Apoph. et caisse.	20 janvier 1894.	*Mort.* Méning.
45	Len... Mathilde.	6 ans.	Abcès mast.	Apoph. et caisse.	21 mai 1893.	Novembre 1893.
46	Lev... Octave.	4 ans 1/2.	Fistule mast. doul.	Apo. et caisse g.	8 septembre 1893.	Janvier 1894.
				Apo. et caisse côté dr.	7 octobre 1893.	Cesse de venir.
47	Louv... Gabrielle.	5 ans.	Abcès mast.	Apoph. et caisse.	23 novembre 1893.	Avril 1895.
48	Maill... Charles.	7 ans 1/2.	Abcès mast.	Trép. simple.	21 juillet 1893.	15 septembre 1893.
49	Mais... Alphonse.	8 ans.	Abcès mast.	Apoph. et caisse.	10 décembre 1892.	10 février 1893.
50	Maz... Léonie.	4 ans.	Abcès mast.	Ap. et caisse.	13 juillet 1893.	Janvier 1894.
51	Meld... Alexandre.	4 ans 1/2.	Abcès mast.	Trép. simple.	31 juillet 1893.	2 octobre 1893.
52	Mich... Fernand.	4 ans 1/2.	Abcès mast. d.	Apoph. et caisse.	15 avril 1893.	14 avril 1894.
			Fistule mast. g.	Apoph. et caisse.	14 juin 1893.	3 juillet 1894.
53	Nico... Auguste.	3 ans.	Fistule mast.	Apoph. et caisse.	5 novembre 1892.	*Mort.* 28 mars 1893.
				Nouv. nter.	11 mars 1893.	Men. de la base.
54	Pasq... René.	1 an.	Abcès mast.	Trép. simple.	16 janvier 1894.	6 mars 1894.
55	Pol... Alice.	19 mois.	Fistule mast.	Apoph. et caisse.	2 décembre 1893.	*Mort.* Pas d'aut.
56	Peytr... Robert.	28 mois.	Otite moy. anc. ac. c.	*Stacke* et trép.	1er juillet 1893.	4 septembre 1895.
57	Plour... Raymond.	7 mois.	Abcès mast.	Apoph. et caisse.	2 novembre 1894.	*Mort.* Pas d'aut.
58	Popel... Louis.	7 ans.	Abcès mast.	Apoph. et caisse.	3 juin 1893.	21 septembre 1893.
59	Prud... Eugène.	12 ans.	Abcès mast.	Apoph. et caisse.	11 décembre 1892.	6 avril 1893.
60	Prud... Jacques.	10 ans.	Abcès mast.	Trép. simple.	12 juin 1894.	28 juillet 1894.
61	Quen... Suzanne.	7 ans.	Otor. anc.	*Stacke* et trép.	29 juillet 1893.	Juin 1894.
62	Rat... Berthe.	5 ans.	Abcès mast.	Apoph. et caisse.	24 février 1892.	13 avril 1892.
					Rec. fut. 7 août 1892.	15 décembre 1893.
63	Reisd... Elise.	8 ans.	Fistule mast.	Trép. simple.	25 mars 1893.	25 septembre 1893.
64	Ren... Fernand.	3 ans.	Fistule mast.	Apoph. et caisse.	28 janvier 1893.	16 mars 1893.
65	Renaud. Henri.	3 ans.	Abcès mast.	Apoph. et caisse.	18 octobre 1893.	6 mars 1894.
66	Rich... Louise.	11 mois.	Abcès mast.	Trép. simple.	15 mai 1893.	Juin 1893.
67	Rob... Germaine.	4 ans.	Abcès mast.	Trép. simple.	24 mars 1894.	16 mai 1894.
68	Rou... Elise.	7 mois.	Abcès mast.	Trép. simple.	19 mai 1893.	15 juillet 1894.
69	Rond... Angèle.	7 ans.	Abcès mast.	Trép. simple.	7 juin 1893.	31 juillet 1893.
70	Ros... Julien.	7 ans.	Abcès mast.	Trép. simple.	28 mars 1894.	4 août 1894.
71	Sab... Emile.	7 ans.	Fistule mast.	Trép. simple.	21 septembre 1892.	20 novembre 1892.
72	Sab... Eugénie.	21 mois.	Abcès mast.	Trép. simple.	3 septembre 1894.	*Morte.* 24 octobre.
73	Schn... Marcel.	4 mois.	Abcès mast.	Trép. simple.	25 avril 1893.	19 mai 1893.
74	Tup... Louise.	7 ans.	Otorr. ancienne.	*Stacke* et trép.	20 septembre 1893.	17 novembre 1893.
75	Vach.. Louise.	11 mois.	Fistule mast.	Apoph. et caisse.	4 mars 1893.	*Morte.* Tub. gén.
76	Val... Lucien.	5 ans.	Fistule mast.	Apoph. et caisse.	28 décembre 1893.	*Morte.* Mén. de la b.
77	Vaq... Berthe.	7 ans.	Abcès mast.	Trép. simple.	20 juin 1894	28 août 1894.
78	Ver... Fernand.	2 ans 1/2.	Abcès mast.	Apoph. et caisse.	18 septembre 1893.	Janvier 1894.

N°	NOM	AGE	LÉSION	OPÉRATION		GUÉRISON. MORT
79	Vidal... Marcelle.	22 mois.	Fistule mast. double	A dr. apo. et caisse.	12 mars 1894.	18 septembre 1894.
				A g. trép. simple	15 mars 1894.	25 février 1893.
				Récid. à droite fist.	Mai 1898.	Juin 1898.
80	Vio... Adèle.	4 ans 1/2.	Fistule mast.	Apoph. et caisse.	10 décembre 1892.	25 février 1893.
				Puis s'ouvre fistule.	Mars 1893.	Avril 1893.
81	Voo... Ferdinand.	2 ans.	Abcès mast.	Trép. simple.	12 avril 1893.	25 mai 1893.
82	Boulm.. Camille.	5 ans 1/2.	Abcès mast.	Apoph. et caisse.	3 avril 1894.	Octobre 1896.
83	Del... Marthe.	4 ans.	Abcès mast.	Apoph. et caisse.	25 avril 1894.	21 avril 1896.
84	Sarr... Amélie.	17 mois.	Abcès mast.	Apoph. et caisse.	13 septembre 1894.	? 1896.
85	Appar... Gust.	6 ans 1/2.	Fistule mast.	Apoph. et caisse.	Décembre 1894.	Décembre 1895.
86	Sagl... Georges.	5 ans.	Abcès mast.	Apoph. et caisse.	11 novembre 1894.	17 septembre 1895.
87	Wol... Marguerite.	4 ans.	Abcès mast.	Apoph. et caisse.	22 novembre 1894.	Mars 1895.
88	Bauth... Marcel.	5 ans.	Abcès mast.	Apoph. et caisse.	30 novembre 1894.	*En traitement.*
89	C... Charles.	4 ans.	Sup. de l'att.	*Stacke* et trép.	24 octobre 1894.	1er février 1895.
90	Chev... René.	13 ans 1/2.	Abcès mast.	Apoph. et caisse.	14 janvier 1894.	*Mort.*
91	Carp. Louis.	9 ans.	Otorr. anc.	Apoph. et caisse.	19 mars 1895.	*Mort.* Thromb. s.
92	Rous... Augustine.	8 ans.	Abcès mast.	Apo. et caisse. thr. S.	11 mai 1895.	*Morte.*
93	Del... François.	13 ans.	Fistule mast.	Apoph. et caisse.	16 juillet 1896.	15 septembre 1897.
94	Lem... Georges.	7 ans 1/2.	Abcès mast.	Trép. simple.	15 janvier 1895.	11 mai 1896.
95	Mun... Odile.	5 ans 1/2.	Otite m. c. ac. m.	Apoph. et caisse.	10 juillet 1896.	*Morte* Men. de lab.
96	Fenil... Jacques.	11 ans 1/2.	Abcès mast.	Apoph. et caisse.	11 mai 1896.	*Morte.* Pyohémie.
97	Ch... Sadi.	8 ans 1/2.	Abcès mast. Thrombose du s.	Apoph. et caisse.	14 septembre 1896.	*En traitement.*
				Curettage.	Avril 1898.	*En traitement*
98	Duv... Jeanne.	7 ans.	Fistule mast.	Apoph. et caisse.	9 février 1897.	20 octobre 1897.
99	Rich... Marthe.	9 ans.	Abcès mast.	Apoph. et caisse.	23 avril 1897.	*Morte.* Abcès du cerv.
100	Morin Madeleine.	8 ans.	Abcès mast.	Apoph. et caisse.	17 juin 1897.	Guérie, mais pans. faits à domicile. Date ?
101	Le Br. Hélène.	6 ans.	Ostéite de l'apoph.	Trép. simple.	19 avril 1897.	8 juin 1897.

Presque toutes ces observations ont été publiées soit dans les *Suppurations de l'apophyse mastoïde* (Broca et Lubet-Barbon), soit dans le *Traité de chirurgie* (Broca et Maubrac).
Le n° 93 a paru dans le *Bulletin de la Société de chirurgie* (février 1896).
Les nos 95 et 96 ont paru dans les *Annales des maladies des oreilles et du nez*, 1896.
Le n° 101, thèse de Collinet, 1896-1897.

mère. Les cellules de la pointe semblant nécrosées sont évidées. Après ablation des parties cariées, on voit battre le sinus latéral largement dénudé.

La température s'abaisse le soir, le mieux est sensible, les vomissements ont disparu ; le pouls est fréquent, mais l'enfant ne souffre plus et demande à manger.

11 juillet. — La température s'élève brusquement, et monte à 40°,7. Il y a du délire, la langue est sèche. Les vomissements n'ont pas reparu.

12 juillet. — La température ne descend pas, le délire persiste. On administre le chloroforme. Le pansement est ôté et l'on enlève quelques caillots qui entourent le sinus et font craindre une thrombose de celui-ci.

L'incision primitive est prolongée en bas sur une longueur de 10 centimètres environ. On enlève un paquet de ganglions enflammés, rétro-jugulaire, et l'on pratique la ligature de la jugulaire au-dessous du tronc thyro-linguo-facial. On nettoie le pourtour du sinus et l'on abat ce qui reste de sa paroi osseuse. Le protecteur de Stacke, enfoncé en haut, permet d'arriver jusqu'à la dure-mère, sous laquelle on trouve une sorte de coagulum fibrineux, purulent. Pansements quotidiens.

17 juillet. — Devant la persistance du mauvais état général et l'élévation de la température, on se décide à intervenir de nouveau. Ouverture de la jugulaire au-dessous du point de ligature, tamponnement. Le sinus est également ouvert et tamponné.

18 juillet. — L'état reste stationnaire. Le pouls est assez plein, régulier (160). L'enfant a eu coup sur coup trois grands frissons, ayant duré chacun dix minutes et accompagnés de claquements de dents et de tremblement généralisé. La dyspnée est intense. Céphalée violente.

19 juillet. — L'enfant est emmené de force par les parents.

Nous éliminons le malade faisant le sujet de l'observation XIV qui n'est plus soigné dans le service.

Il nous reste 204 malades ayant nécessité 224 interventions se décomposant ainsi :

Trépanation simple.	86
Trépanation et ouverture de la caisse . . .	122
Stacke et ouverture de l'antre	12
Curettages et divers	4

11 malades ayant des lésions doubles ont nécessité une double intervention.

Envisagés dans leur ensemble, ces 204 malades nous donnent la statistique brute suivante :

Guéris.	139
Morts	35
En traitement	28
Résultats ignorés.	2

Les 86 cas de trépanation simple se décomposent ainsi :

16	ont été guéris	en	1 mois.
11	—	—	1 mois et demi.
23	—	—	2 —
1	—	—	2 mois et demi.
11	—	—	3 —
4	—	—	4 —
1	—	—	5 —
2	—	—	6 —
1	—	—	7 —

4, après guérison, ont présenté des accidents nouveaux ayant nécessité l'ouverture de la caisse.

1, après une trépanation simple, a eu une récidive ayant nécessité une nouvelle trépanation.

1 est en traitement depuis le 30 juin 1897 (observation XV).

1 est en traitement depuis le 21 septembre 1897 (observation XVI).

1 est en traitement depuis le 24 septembre 1897.

7 sont morts.

Sur 119 cas d'ouverture de l'antre et de la caisse, voici les résultats obtenus.

4 malades ont été guéris en 2 mois.
3 — — — 3 —
4 — — — 4 —
23 — — — 6 —
4 — — — 7 —
4 — — — 8 —
1 — — — 9 —
2 — — — 10 —
9 — — — 11 —
9 — — — 1 an.
3 — — — 15 mois.
1 — — — 18 —
4 — — — 2 ans.
1 — — — 2 ans et demi.
1 — — — 3 —
1 résultat ignoré.
22 en traitement.
26 morts.

Parmi les malades en traitement, le n° 88 des observations publiées a été opéré le 30 novembre 1894 et présente encore une très minime suppuration.

Sur 12 opérations de Stacke :

1 malade a été guéri en 2 mois.
2 — — — 4 —
2 — — — 1 an.
1 — — — 2 ans.
1 — — — 3 —
3 sont en traitement.

2 sont morts.

Sur les 204 malades opérés :

9 ont présenté de la paralysie faciale avant l'opération.

11 après l'opération.

1 dans le cours du traitement.

17 malades ont présenté des complications endocraniennes, à savoir :

8 ont eu de la méningite suppurée de la base (morts).

1 a eu 1 abcès du lobe temporal (mort).

1 — 1 abcès extra-dural et abcès du cerveau (mort).

1 — 1 abcès extra-dural (mort).

1 — 1 tumeur de la protubérance (mort).

1 — des accidents pseudo-méningitiques (guérison).

1 — 1 abcès extra-dural (guérison).

1 — 1 abcès extra-dural (guérison).

1 — 1 abcès extra-dural, au niveau de la fosse cérébrale moyenne s'étendant à la fosse cérébelleuse (mort).

1 — 1 accident méningitique probable (mort, pas d'autopsie).

4 opérés sont morts de thrombose du sinus.

1 malade a été opéré pour accidents infectieux et thrombose du sinus (n° 97 des observations publiées) et est actuellement en bon état, bien que la plaie suppure encore assez abondamment (*Annales des maladies des oreilles et du nez*, 1896).

1 malade atteint d'infection purulente est aujourd'hui presque guéri (observation LXXXV).

Les autres décès se répartissent de la façon suivante :

9 sont morts de tuberculose généralisée;

3 sont morts de broncho-pneumonie survenue dans le cours, soit de rougeole, soit de coqueluche ;

1 est mort de diarrhée infantile ;

4 sont morts sans qu'il ait été fait de diagnostic précis et pour ces quatre opérés l'autopsie n'a pu être pratiquée.

TABLE DES MATIÈRES

ÉVREUX, IMPRIMERIE DE CHARLES HÉRISSEY

www.ingramcontent.com/pod-product-compliance
Ingram Content Group UK Ltd.
Pitfield, Milton Keynes, MK11 3LW, UK
UKHW020452200726
13857UKWH00002B/669